やせる！ 若返る！ 病気を防ぐ！

腸内フローラ10の真実

NHKスペシャル取材班 著

主婦と生活社

食事を変えれば、腸内フローラは変わる。

腸内フローラが変われば、「私」も変わる。

はじめに

腸内フローラを知れば、人生が変わる

私たちの腸の中にはたくさんの細菌が住み着いています。その数は、なんと100兆以上。いま地球上に住んでいる人間の数はおよそ70億ですから、その1万倍以上もの細菌たちが、私たち一人ひとりのお腹の中で暮らしていることになります。また、人間が持っている遺伝子の数は2万数千個と言われますが、腸内の細菌たちが持っている遺伝子の総数は、その100倍にもなることがわかっています。

こうした腸内細菌たちは、人間が食べたものをエサにして、互いに競い合い、助け合いながら生きる〝生態系〟を作っています。その細菌たちの生態系のことを「腸内フローラ」と呼びます。「フローラ」は、〝お花畑〟に近い意味を持つ言葉です。個性豊かな細菌たちが、腸の中で花のように咲き乱れている、その全体を指すときに「腸内フローラ」といいます。

私たちが今まで
「個性」と呼んでいたもののなかには
じつは
「腸内フローラの個性」が含まれています。

腸内フローラの細菌たちが、便通をよくし、お腹の調子を整えることは古くから知られていました。ヨーグルトや乳酸菌飲料のＣＭでもおなじみですし、善玉菌・悪玉菌といった言葉も、どこかで聞いたことがあるでしょう。

ところが最近、そんな一般常識をはるかに超えたレベルで、腸内フローラは全身の健康と美容、日々の暮らしに深く関わっていることがわかってきました。

彼ら（腸内細菌たち）はいわば、私たちが人生を楽しく快調に生きるために欠かせない、もっとも重要なパートナー。家族や親友と同じくらい大切にするべき、自分の体の中にいる〝もうひとりの私〟でもあるのです。

私たち取材班が制作し、２０１５年2月に放送したＮＨＫスペシャル「腸内フローラ　解明！驚異の細菌パワー」は、放送後にたいへん多くの反響をいただきました。

腸内フローラという言葉は、その後、さまざまな雑誌やテレビなどで盛んに取り上げられ、番組をご覧になっていない方々にも、腸内フローラの世界を知っていただくことができました。

それ自体はとてもうれしいことですし、ありがたいことなのですが、そうした情報のなかには腸内フローラの真実が必ずしも正しく伝えられていないものがあったのも事実です。

腸内細菌を
「善玉菌」「悪玉菌」と分けることは、
じつは難しいのです。
重篤な病気を引き起こす菌の親戚が、
病気を防ぐ重要な役割も果たしています。

腸内フローラの最新研究でわかってきた事実は、従来の人間観をくつがえしてしまうような、本質的で革命的な話です。一時すごく話題になって、すぐに忘れ去られてしまうような中身の薄い健康情報ではないのです。

「そんな、大げさだな……」なんて思ったあなたに、ぜひ本当のことをお伝えしたい。放送ではお伝えしきれなかったことを含め、私たちがこのテーマを追いかけてわかった最先端の情報をしっかりお届けしたい。そう思って本書の執筆を進めました。

昨今、巷でかなり話題となっている「腸内フローラ」ですが、じつは毎日のように、身近に感じられる場所があります。それはトイレです。水分を除いた「うんち」の3分の1は、腸内細菌でできています（ちなみに残りの3分の2は、食べかすと、腸の壁がはがれ落ちたもの）。

腸内細菌はお腹の中につねに1〜2キログラムも住んでいて、毎日増殖しています。そして、増えた分はうんちとして出ていきます。つまり、うんちは腸内フローラの一部なのです。

取材の過程でさまざまな研究所に行きましたが、高名な科学者たちが必死に調べている対象がうんちというのは、ちょっと面白い光景でした。

腸内フローラのパワーを探っていく本書の道程は、〝うんちのパワーを知る旅〟とも言えるのかもしれません。

健康な人のうんち（腸内細菌）を、
抗生物質が効かない重症患者に
移植する治療法「便微生物移植」。
効果は絶大で、
成功率は92％にもなります。

いま、世界中が腸内フローラの研究に取り組み始めています。アメリカ、ヨーロッパ、中国などでは数百億円規模の国家プロジェクトも進んでいます。腸内フローラがさまざまな病気と関係していることが次々と報告され、その勢いはさらに加速しています。

こうした腸内フローラ研究の潮流は、遺伝子解析技術の進歩によってもたらされました。最新の分析法を使って調べてみると、人間の腸の中には、これまで存在すら知られていなかった菌が大量にいることがわかったのです。

しかも、それらの菌たちは、私たちの健康と深く関わっていました。

今後研究が進めば、腸内細菌との付き合い方を変えるだけで、今まで治らなかった病気が治せたり、気分よく毎日が過ごせたりするようになるかもしれません。

あまりにも奥深すぎて、まだまだわからないことも多い腸内フローラの世界ですが、現時点でわかっていること、予測できることを、本書ではできるだけわかりやすく、面白く、みなさんにお伝えしたいと思っています。

腸内フローラは、
これまでの医学が見落としてきた
私たちの「新たな臓器」です。
人体の仕組みは、
見直されるべき時代に入っています。

本書は「前編」「後編」の2部構成になっています。

前編の「腸内フローラ　10の真実」では、世間に流布する腸内フローラ情報の真偽に迫り、健康や美容に〝本当に役立つ情報〟をお伝えします。ダイエットや糖尿病の改善、お肌の若返りなどだけでなく、心の健康などにも腸内細菌が関わっていることを、最新の研究成果をご紹介しながら説明します。

また後編の「腸内フローラ『超』深い話」では、これまでの人間観・人生観さえも変えてしまうような、興味深い話をお伝えします。

「そもそもなぜ、腸の中にいる細菌がこんなにも私たちの体や心に大きな影響を与えるのか？」という根本の疑問や、「〝理想の腸内フローラ〟はどうやったら手に入るのか？」という、誰もが知りたいテーマについても迫っていきます。

本書を読み終わるころには、腸内フローラが、〝人生を共に生きる真のパートナー〟であることを、本当の意味で納得してもらえると思います。

ＮＨＫスペシャル「腸内フローラ」取材班
丸山優二、古川千尋

私たちは、
腸内細菌と共に生きています。
「私」とは、
じつは「腸内細菌と私」なのです。

目次

後編

腸内フローラの「超」深い話 160

第4章 〝理想の腸内フローラ〟を求めて

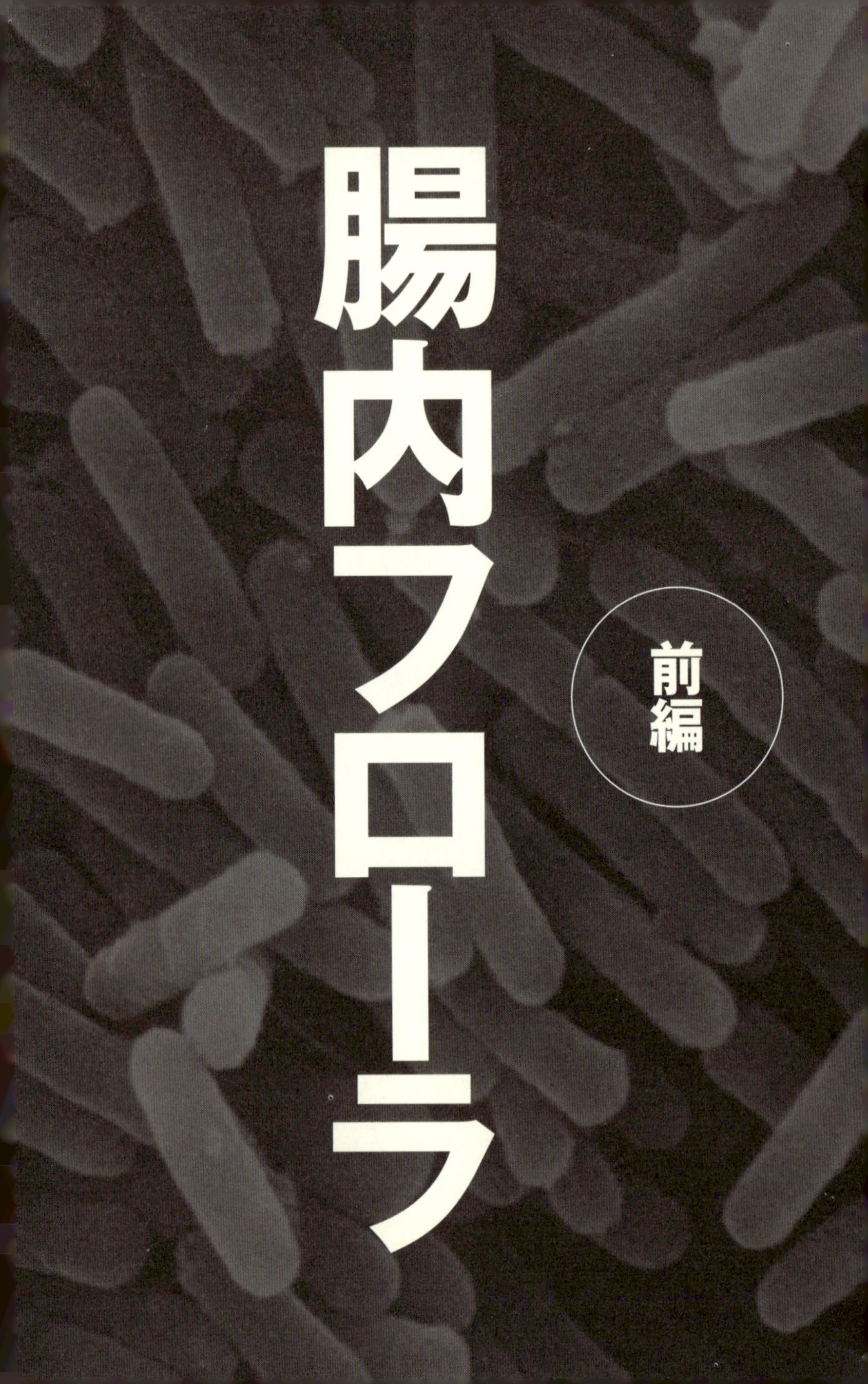

腸内フローラ

前編

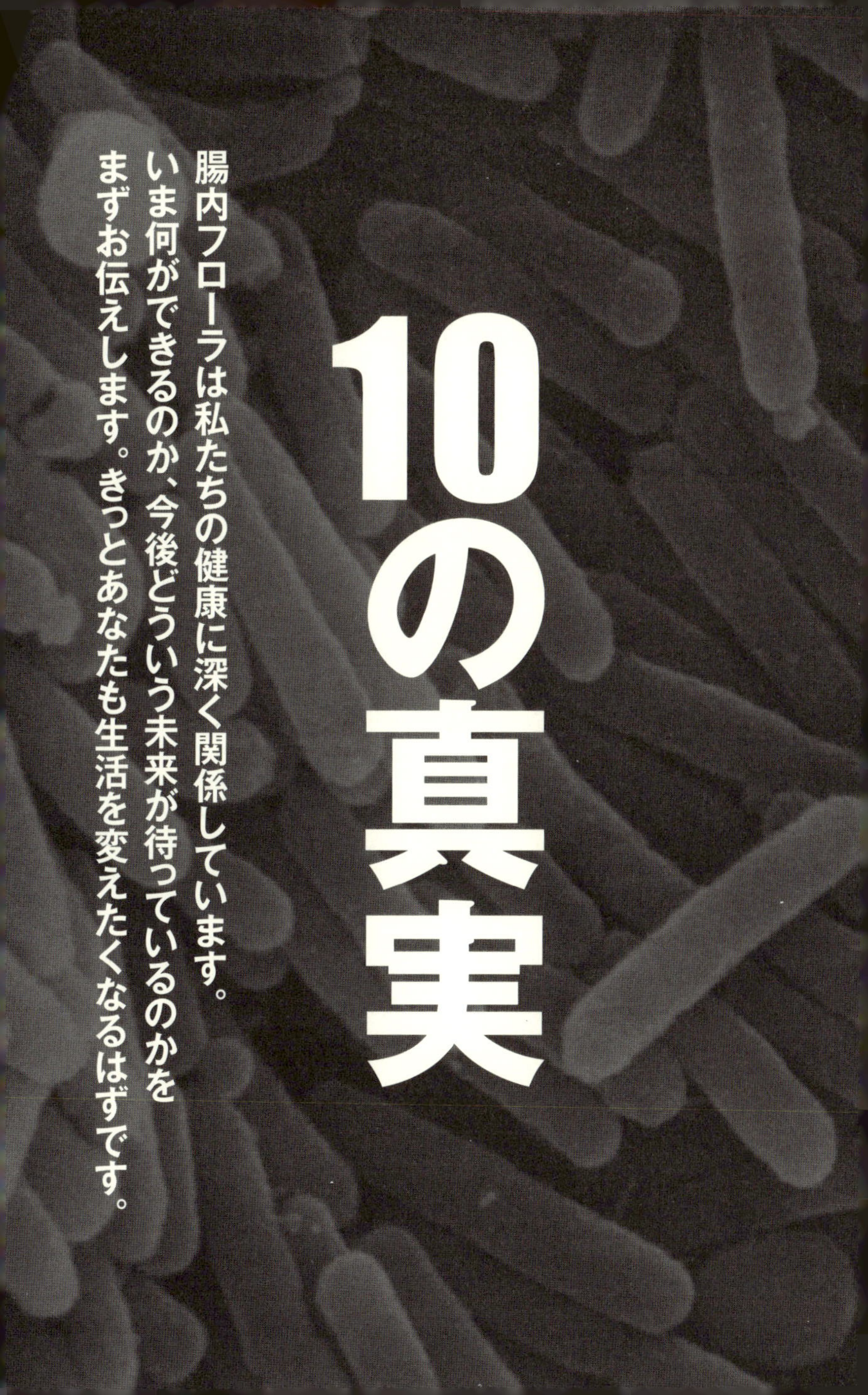

10の真実

腸内フローラは私たちの健康に深く関係しています。
いま何ができるのか、今後どういう未来が待っているのかを
まずお伝えします。きっとあなたも生活を変えたくなるはずです。

第1章

「腸内フローラ」で、やせる！　若返る！　病気を防ぐ！

「腸内フローラ」の真実

1

腸内フローラしだいで〝やせ〟にも〝肥満〟にもなる？

「あの人はよく食べるけど、全然太らないわね」

「私、食べるとすぐ太るの」

日常の会話のなかで、「肥満体質」という言葉を使うことはないでしょうか。同じ量を食べても、人によって太りやすさが違うことは、誰もが実感していることだと思います。その理由としてよく聞くのは、「腸の吸収効率が違う」とか、「基礎代謝が違う」とか、あとは「やっぱり遺伝?」という話ぐらいでした。

ところが、2013年9月、世界的な科学雑誌「サイエンス」に、**「腸内フローラの乱れが肥満体質の原因になる」**という衝撃的な研究が掲載されました。

じつは、この研究の以前にも、「肥満の人とやせている人では、腸内フローラに違いがある」という事実が数多く報告されていました。でも、「違いがある」ことがわかっただけで、その違いが肥満の「原因」なのか、それとも、肥満した「結果」としてそうなっただけなのかはわかりませんでした。ところが、今回の研究では、腸内フローラが肥満の「原因」になることを科学的に証明したというのです。

論文を発表したワシントン大学教授のジェフリー・ゴードンさんは、腸内細菌研究で世界のトップを走る科学者です。忙しいのでテレビの取材は受けられないというゴードンさんと粘り強く交渉を続けた結果、ついに許可が出て、私たち取材班はアメリカへ向かいました。

▼腸内細菌は肥満の原因になる！

ワシントン大学は、医療系の研究で世界にその名を轟《とどろ》かせる、アメリカ屈指の学問の府。ゴードンさんの研究室を訪ねると、穏和な顔立ちの、いかにも科学者らしい人物がにこやかに現れました。落ち着いた雰囲気のなかにも、エネルギッシュな存在感が溢れています。

さっそく、研究の現場を見せてもらうことになった取材班。二重のドアを通り抜けて部屋に入ると、奇妙な形の装置が見渡す限り、ずらりと並んでいました。装置は、透明の大きな袋のような構造になっていて、中にはマウスを飼うカゴが入っています。のぞいてみると、10～20匹のマウスがのんきにエサをかじっていました。

ゴードンさんが説明してくれます。

「これはマウスの隔離装置です。宇宙ステーション並みに厳密に管理されていて、細菌1匹たりとも中に入れないようになっています」

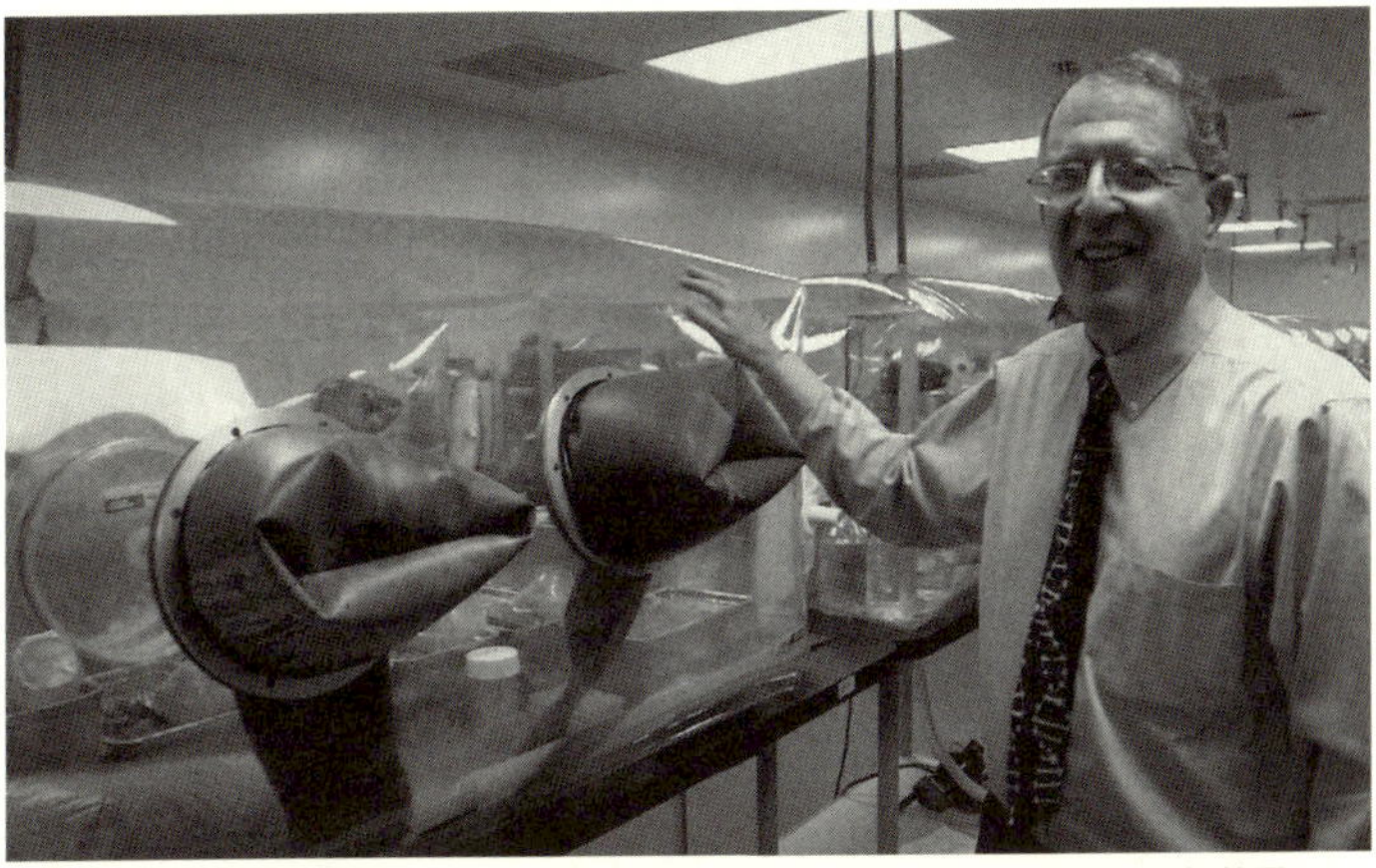

ワシントン大学教授のゴードンさん。左にあるのが無菌マウスを育てる隔離装置。

たしかに、エサや水をやるときにも、一切、外と接触しないよう工夫されています。ゴードンさんは、この装置を使ってある面白い実験をはじめました。

ゴードンさんの研究チームがまず最初に取り組んだのは、「肥満の人」と「やせている人」の腸内フローラをそれぞれ無菌マウスに〝移植〟することでした。

無菌マウスとは、腸内細菌がまったくいないマウスのことです。帝王切開で生まれたマウスを、一度も細菌と触れないように育てると無菌マウスになります。

このマウスたちに、どうやって人間の腸内フローラを〝移植〟するのか?

方法は簡単です。人間のうんちの3分の1は腸内細菌でできています。これをマウスに与えてやると、マウスの腸内に人間とほぼ同じ腸内フローラを定着させることができるのです。

こうして、「肥満の人の腸内フローラを持ったマウス」と、「やせている人の腸内フローラを持ったマウス」を作ることができました（左の図参照）。ここからは、肥満の人の腸内フローラを〝肥満フローラ〟、やせている人の腸内フローラを〝やせフローラ〟と呼ぶことにします。

さて、〝肥満フローラ〟を持ったマウスと〝やせフローラ〟を持ったマウス、ふたつのグループをおよそ1か月間、同じエサと運動量で育てました。すると、〝やせフローラ〟をもらったマウスはとくに変化ありませんでしたが、〝肥満フローラ〟をもらったマウスは、脂肪がどんどん増え、太ってしまったのです！（左のグラフ参照）

「便をもらう人を変えて、何度も実験を繰り返しましたが、結果は同じでした。肥満の人の腸内フローラをもらったマウスは、同じ量のエサを食べているにも関わらず、太ってしまうのです」

ゴードン教授は満面の笑みで語ってくれました。同じ食事、同じ運動量でも、腸内フロ

■人間の腸内フローラを無菌マウスに移植

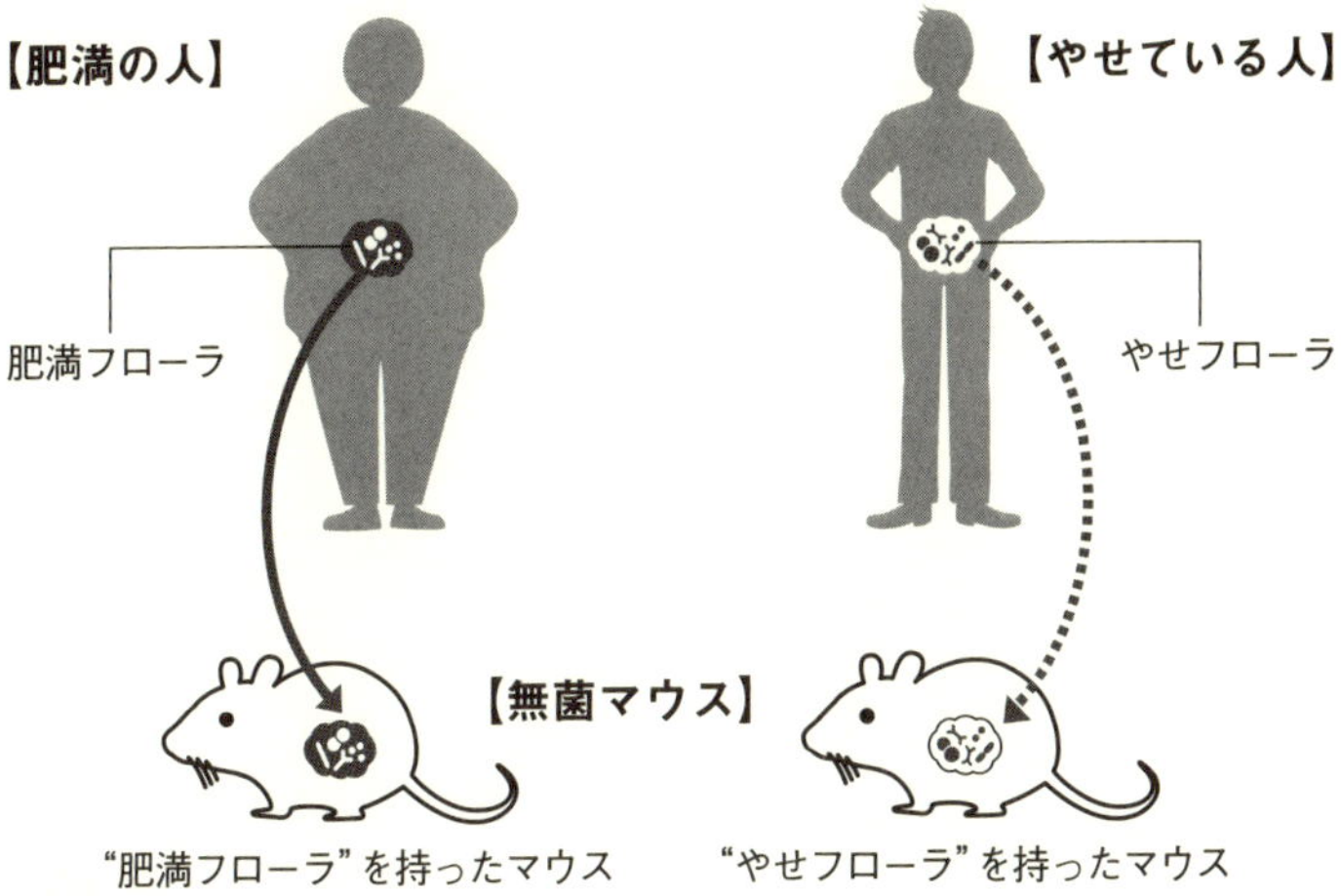

■マウスを約1か月、同じエサで育てた実験

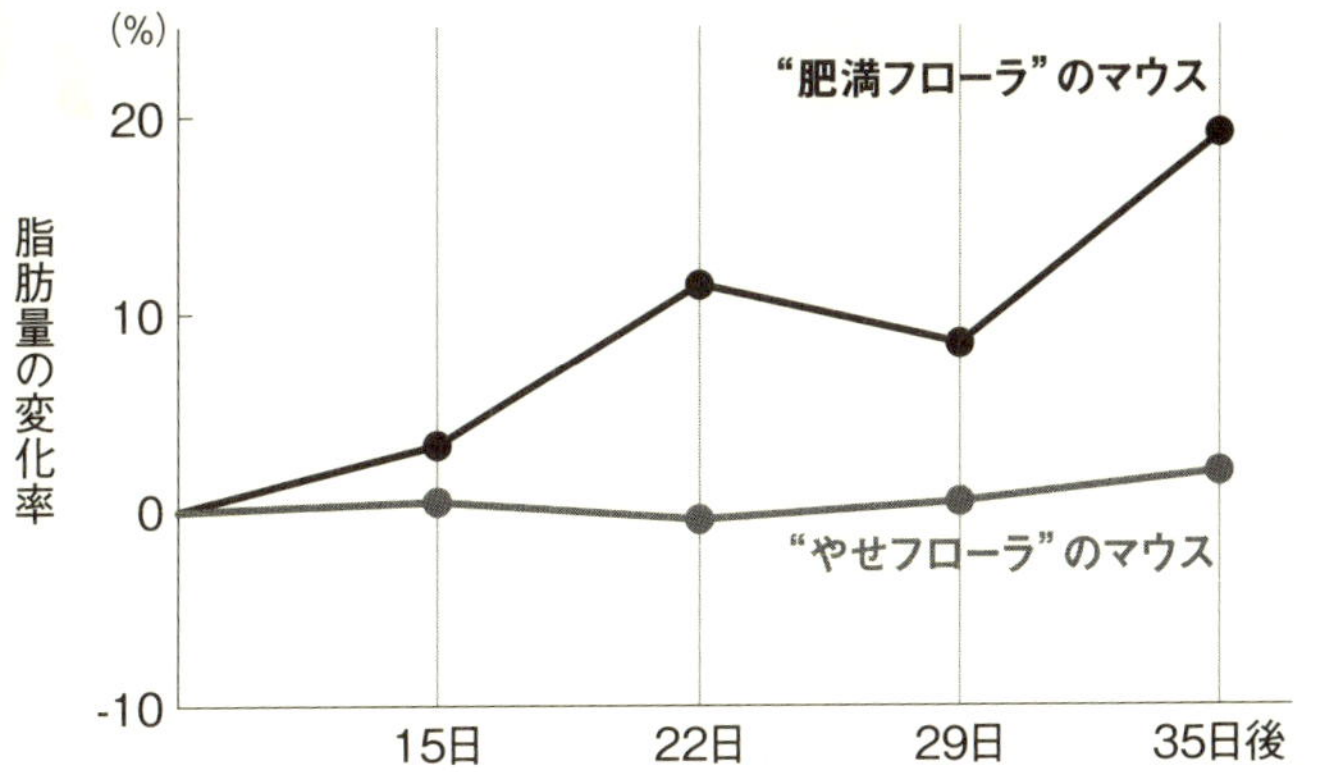

出典:Gordon et al. Science 2013

ーラしだいで太ってしまう。この研究によって、腸内フローラが肥満体質の「原因」となることが科学的に証明されたのです。

▼〝肥満を防ぐ腸内細菌〟がいる！

なぜ腸内フローラが肥満の原因になるの？　それは生まれつき？　それとも変えられる？　変えるにはどうすればいい？　いろんな疑問がわいてきます。とくに、「ダイエットしたいけど、なかなかできない」という人には、切実な問題でしょう。

じつは、これらの疑問に対する答えが、最新研究でかなりわかってきました。結論から言えば、**〝肥満フローラ〟を〝やせフローラ〟に変えることは可能**です。どうすれば変えられるのか、それを知るために、まず、肥満の人の腸内フローラで何が起きているのかを説明しましょう。

ゴードンさんの研究チームの分析でわかったことを端的に言うと、**「肥満させる細菌がいるわけではない。肥満を防ぐ細菌がいないのだ」**となります。ちょっとややこしく聞こえますが、ここがポイントです。〃肥満フローラ〃では、主にバクテロイデスというグループに属する数種類の菌の数が、極端に少ないことがわかりました。そして、これらの細菌を外部から与えてやると、「肥満体質」が治ることも確認できました。じつは、これらの菌はもともと私たちを肥満から守る働きをしていて、その菌が少なくなると〃肥満フローラ〃になるのです。ゴードンさんは言います。

「腸内細菌たちは腸の中でいろいろな〃仕事《ジョブ》〃をしています。その細菌が少なくなることで、通常どおりの〃仕事〃ができなくなると、肥満体質になってしまうのです」

腸内細菌たちは、いったいどんな〃仕事〃をしているのでしょうか?

肥満を防ぐ腸内フローラの〃仕事〃のメカニズムを、いま世界中の科学者たちが競って研究しています。そのなかでわかってきたことは、〃仕事〃はひとつではなく、たくさんあるということです。今回は、そのなかでも主たる仕事のひとつであると考えられ、しかも、腸内フローラと私たちの健康の関係について深く考えさせてくれる例をご紹介したいと思います。

うれしいことに、それを解明したのは日本人研究者です。東京農工大学特任准教授の木村郁夫さんは、腸内細菌が作る「短鎖脂肪酸《たんさしぼうさん》」という物質に注目しました。じつは、この短鎖脂肪酸は〝天然のやせ薬〟とも言うべきパワーを持ち、肥満をコントロールしていることがわかってきました。

▼〝天然のやせ薬〟短鎖脂肪酸

肥満は、脂肪細胞と呼ばれる細胞が内部に脂肪の粒を蓄え、肥大化することで起きます。もしものときに備えてエネルギー源を蓄えておくのが役目の脂肪細胞は、放っておくと血液中の栄養分をどんどん取り込み続け、肥大化していきます。この**脂肪細胞の暴走にブレーキをかけるのが、短鎖脂肪酸**です。

私たちが食事をすると、食べ物は胃を通りぬけ、腸へ入っていきます。こうした食べ物をバクテロイデスなどの腸内細菌が分解して、短鎖脂肪酸を作ります（左の図参照）。そして、短鎖脂肪酸は、他の栄養分とともに腸から吸収され、血液中に入って全身へ運ばれていき、やがて、脂肪細胞にたどり着きます。

じつは脂肪細胞には、短鎖脂肪酸を感知するセンサー（受容体）がついていて、このセ

■短鎖脂肪酸が肥満を防ぐ仕組み

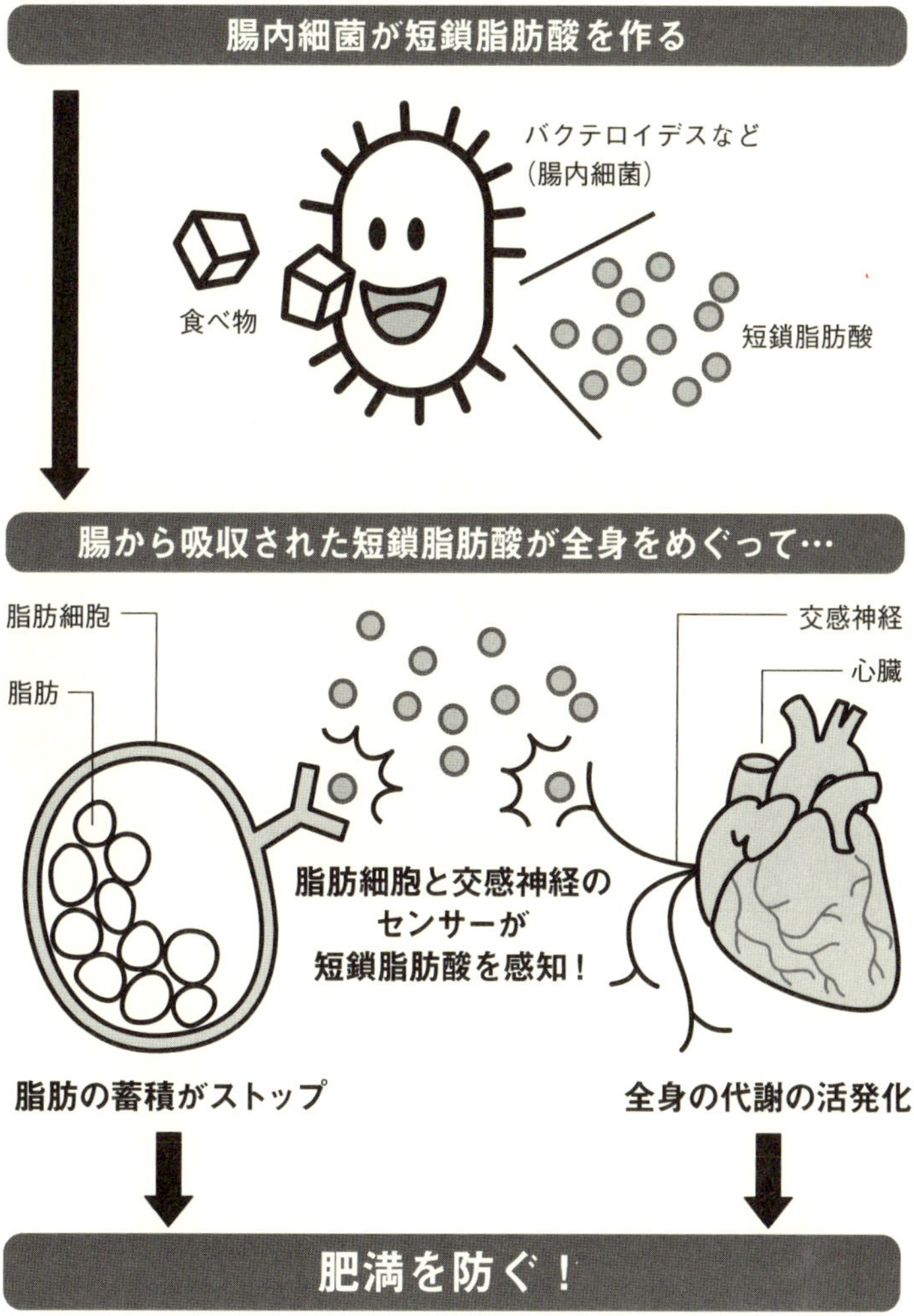

ンサーが短鎖脂肪酸を感知すると、細胞は栄養分の取り込みをやめ、暴走が止まる仕組みになっています。つまり、短鎖脂肪酸は脂肪が過剰にたまるのを防いでいるのです。

短鎖脂肪酸の働きは、これだけではありません。交感神経にも短鎖脂肪酸に反応するセンサーがあり、感知すると全身の代謝が活性化します。具体的には、心拍数の増加や体温の上昇などが起こり、あまった栄養分を燃やして消費させる方向に働きます。つまり、**短鎖脂肪酸は脂肪の蓄積を抑え、消費を増やすという両面から、肥満を防ぐ働きをしている**のです。

私たちが食事をするたびに腸内細菌たちが短鎖脂肪酸を作り出し、全身の細胞に対して「ちゃんと栄養を摂っているから、必要以上にため込まなくても大丈夫ですよ」と教えるシグナルを発信しているとも言えます。

驚くほどに理にかなったシステムを私たちは持っているのです。

ところが、肥満の人の腸内では、バクテロイデスなどの菌の数が減り、短鎖脂肪酸を作る能力が下がっています。そのため食事をしても、肥満のブレーキとなる短鎖脂肪酸が十分な量作られず、栄養分だけが血液中を回るため、脂肪細胞がどんどん肥大化、結果として肥満になってしまいます。これが〝肥満フローラ〟のメカニズムでした。

さて、天然のやせ薬ともいうべき短鎖脂肪酸、いったいどんな物質なのでしょうか。

▼お酢を飲めばやせられる⁉

短鎖脂肪酸は、酢酸《さくさん》、酪酸《らくさん》、プロピオン酸という3つの物質の総称です。すべてに共通する働きもあれば、一つひとつ固有の働きもあります。このうち、木村さんの研究で天然のやせ薬としての効果が確かめられたのは、酢酸。いわゆる「お酢」です。

そこで私たちはおもわず、木村さんに聞いてしまいました。

「腸内細菌に作ってもらわなくても、お酢を飲めば同じ効果があるのですか？」

すると、意外にもあっさりと「そうですね」とおっしゃって、ビックリ。

「でも、腸内細菌に作ってもらうほうがいいのです」と話は続きます。

「酢酸は血液中に入ったあと、すぐに分解されるので、お酢を飲んでも効果は一時的です。一方、腸内細菌は腸の中に食べ物がある間、ずっと短鎖脂肪酸を出し続けます。そのため、血中濃度が維持され、効果が長続きするのです」

なるほど、納得です。では、お酢をちびちび飲み続けたらいいのでは？　と思った読者はちょっと待ってください。飲む分量が多すぎれば体を壊してしまいますし、歯への影響も心配されるからです。

お酢は酸性のため、一時的に歯の表面を柔らかくする性質があります。料理に使われる場合や、健康のために飲む程度の量ならば、唾液がすぐに中和してくれるので何の問題もありませんが、四六時中飲み続けた場合には、酸蝕歯《さんしょくし》といって、歯がボロボロになってしまうことがあります。

健康は体全体で考えなければいけません。せっかくの健康情報も、一面だけを捉えて勝手な判断をすると、とんでもない失敗につながることがあるので、注意が必要です。腸内細菌がお腹の中で酢酸を作ってくれる場合には、歯への心配も無用というわけで、ありがたい話です。

▼〝肥満フローラ〟を〝やせフローラ〟に変える方法

さて、肥満の原因となることがわかった〝肥満フローラ〟。

「もしかして、私の腸内フローラも……？」と思っている読者もいるのではないでしょうか。

〝肥満フローラ〟の人はそこから脱却することはできるのか？

答えは、イエス。私たちは、ある方法で腸内フローラを変えることができます。

大切なのは、「腸内細菌にエサを与える」という考え方です。

私たちの食事は腸内細菌にとっても大切なエサです。とくに、**バクテロイデスなどの短鎖脂肪酸を作る細菌たちは「食物繊維」をエサとして生きています。**食物繊維のほとんどは私たち人間には消化できませんが、短鎖脂肪酸を作る細菌たちはこれを食べ、短鎖脂肪酸の原料にもしています。なので、偏った食生活が続いて食物繊維が不足すると、それをエサにしている細菌たちが減ってしまいます。これが〝肥満フローラ〟になってしまう原因だと考えられます。

食物繊維といえば、野菜などに多く含まれていて、便通をよくする効果がある、という話はよく聞きますが、じつは腸内フローラにも大きな影響を与えていたのです。

つまり、**ダイエットしたい人は野菜を多めに食べれば〝肥満フローラ〟を〝やせフローラ〟に変えていける**と考えられます。

ゴードン教授の研究グループは、12人の肥満者を対象に1年間にわたって食事療法を行う実験をして、〝肥満フローラ〟が徐々に〝やせフローラ〟に近づいていくことを確かめました。また、健康な10人を、わざわざ10日間も病院に入院させて、低脂肪・高食物繊維の食事をするグループと、高脂肪・低食物繊維の食事をするグループに分けて腸内フローラの変化を見た実験では、24時間後にはすでに腸内フローラの変化が始まっていることがわかったといいます。

どのくらいの期間ではっきりした効果が現れてくるのか？　食生活が腸内フローラに与える影響を調べる実験は数多く行われており、実験によってばらつきがありますが、数週間程度で短鎖脂肪酸の生産量が上がってくるという結果が多いようです。

まずは数週間、野菜をちょっと多めに食べるよう、心がけてみる。それが肥満体質脱却の第一歩です。

この話、単なる健康情報とは違うちょっと面白い〝心理的効果〟を持っているようです。その効果は、取材班自身が実感しました。

野菜をたくさん食べましょうという話は、健康番組で頻繁に出てきます。しかし、そんな番組を作っている本人たちでさえ、なかなか実践できないのが現実です。ところが、「食物繊維は腸内細菌のエサ」だと知り、その腸内細菌たちが私たちの体の中で大切な働きをしてくれていることを考えると、野菜を食べるのが楽しくなることに気づきました。楽しくできるダイエット、まさに理想の姿です。皆さんも野菜を食べるときに、お腹の中の細菌たちが喜ぶ様子を、思い浮かべてみてはいかがでしょうか？　いい菌を育てられるかどうかは、私たち次第なのです。

▼食べる量を減らすだけのダイエット法は……？

肥満の原因といえば、食べすぎと運動不足が二大原因。そこに第三の原因として、腸内細菌が加わりました。

肥満解消には食事の量が大切と考えられています。しかし、数あるダイエット法のなかには、総カロリーばかりが重視されて食事の「バランス」が軽視されているケースがあるように思えます。**腸内フローラという別の視点から見てみると、単に食べる量を減らすだ**

けでなく、偏った食生活をやめることが、肥満解消の一番の近道なのだと実感することができます。ゴードンさんも、2時間近くにわたったインタビューのなかで、「もっとも大切なのは食事だ」と何度も強調していました。腸内フローラを知れば知るほど、食事の大切さに気づかされます。

ところで、この節を通して、短鎖脂肪酸を出す菌を「バクテロイデスなどの菌」と書いていますが、「など」をつけているのには理由があります。短鎖脂肪酸を作る菌は、バクテロイデス以外にもたくさん見つかっているからです。実際、どの細菌が肥満防止に一番役立つのか、はっきりしているわけではありません。ゴードンさんはバクテロイデス属の数種類の菌がカギになると考えていますが、それ以外の菌が重要だと考える科学者もいます。人種や食生活によって違うだろうとも言われています。

ＮＨＫスペシャルの放送後、さまざまなところでバクテロイデスが取り上げられていますが、決してバクテロイデスだけが特別な「善玉菌」ではないということは知っておいてください。

また、短鎖脂肪酸を作るのは、１種類の細菌ではなく、細菌たちの「チーム」であることもわかってきました。腸内細菌全体のチーム力、まさに、腸内フローラの力が大切だと言えます。これについては、第4章で触れたいと思います。

ただ、いずれにしても、短鎖脂肪酸を作ってくれる細菌たちが食物繊維をエサにしていることは変わりありませんので、そこはご安心ください。

ポイント

- **肥満を防いでいるのは、腸内細菌が作る「短鎖脂肪酸」**
- **「短鎖脂肪酸」を作る細菌は、野菜などの食物繊維が大好物!**

「腸内フローラ」の真実

2

糖尿病は〝腸内フローラに効く薬〟で治せる?

前節の肥満の話でご紹介した腸内細菌が出す物質「短鎖脂肪酸」の力は、病気の治療にも活かされはじめています。

ターゲットは生活習慣病の代表格、糖尿病です。*

糖尿病は、血糖値のコントロールがうまくいかなくなり、次第に全身の血管が傷つけられていく病気です。とくに細い血管が多い腎臓はダメージを受けやすく、老廃物を濾《こ》し出す機能が失われると、人工透析のため病院に通う生活となります。また、目の網膜の血管が破れて失明したり、足が壊死《えし》して切断を余儀なくされることもあり、最終的には命に関わる事態につながっていきます。

「健康診断で血糖値がひっかかったこともないし、私は大丈夫」

そんなふうに思っているあなたも、油断はできません。初期の糖尿病は、一般的な健康診断では発見できないケースが多いのです。

*……本書では、生活習慣が原因となる2型糖尿病について述べています。1型は子どものころに始まることが多く、先天的な原因とされていましたが、最近では1型も腸内フローラと関係している可能性が指摘されています。

厚生労働省が２０１２年11月に発表した「国民栄養調査」の結果では、糖尿病とその予備群の人を合わせると、その数は２０５０万人。なんと日本人の６人に１人にのぼり、まさに国民病と呼ぶにふさわしい状況です。最新の研究では、糖尿病予備群になっただけでも、がんや認知症になるリスクが大幅に上がることもわかってきました。若い世代の糖尿病が増えているという報告もあり、誰にとっても、糖尿病は他人事ではありません。

糖尿病の最大の原因とされているのが肥満です。脂肪細胞が肥大化すると、血液中にさまざまな有害物質を出し、血糖値をコントロールする体の機能を壊してしまうことが知られており、肥満を改善することは糖尿病治療の基本とされています。そこで、さきほどご紹介した〝天然のやせ薬〟である「短鎖脂肪酸」の出番となります。

さまざまな研究から、糖尿病患者の腸内フローラでは、短鎖脂肪酸の生産力が落ちていることがわかってきました。短鎖脂肪酸の生産力を復活させ、肥満を改善すれば、糖尿病も治せるのではないか？　多くの医師や製薬会社が研究に乗り出しています。そして、ついにその成果が出はじめました。

▼〝人間に効く薬〟から〝腸内フローラに効く薬〟へ

2014年、アメリカのあるベンチャー企業が開発した糖尿病の新薬が、臨床試験で成功を収めました。まだ小規模な試験であったにも関わらず、科学雑誌「ネイチャー」の記事に紹介されるなど、世界で大きな話題となりました。それは、その新薬が〝人間に効く薬〟ではなく、〝腸内フローラに効く薬〟だったからです。

取材班は、さっそくこのベンチャー企業に連絡をとりました。社名は、「マイクロバイオーム・セラピューティクス」。マイクロバイオームとは人体に住む細菌全体を指す言葉ですが、腸内細菌の数が圧倒的に多いため、欧米では、腸内フローラとほぼ同義に使われることもあります。

2013年に発足したこの企業、まさに時代の流れに乗って、マイクロバイオーム（=腸内フローラ）を使ったセラピー（=治療）を開発するぞ、という強い意志を感じさせる社名です。ベンチャーだけあって取材に協力的で、交渉はすぐにまとまり、私たちはこの企業の研究室があるアメリカのニューオリンズへ向かいました。

▼アメリカ政府も支援するベンチャー企業の「糖尿病新薬」

アメリカ南部の都市ニューオリンズは、音楽の聖地と言われる場所のひとつです。街を歩けば、あちこちから軽快なリズムが溢れ出し、その賑やかさに驚かされます。そして、もうひとつ驚いたのは、アメリカ人の肥満率の高さです。日本ではそうそうお目にかかれない200キロ級の人たちと、頻繁にすれ違います。

取材班のカメラマンはさっそく、川沿いの遊歩道で通行人のお腹を撮影しはじめました。いわゆる〝イメージカット〟と呼ばれる映像です。ほんの1時間ほどの撮影で、見事な太鼓腹がふんだんに入った〝肥満イメージカット〟が集まりました。

肥満大国、アメリカ。遺伝的には日本人より糖尿病になりにくいにも関わらず、大人の3人に1人が糖尿病か、その予備群と言われています。それをひと目で納得できる光景でした。あの大きなお腹の中にはどんな腸内細菌が住んでいるのだろう？　ついつい、そんなことを考えてしまいます。

取材先に指定された場所に行ってみると、そこはアメリカ農務省の施設の中でした。べンチャー企業の研究室が、なぜ政府機関の中にあるのかを聞いてみると、現在、農務省との共同研究プロジェクトを進めているため、場所を与えられているとのこと。アメリカ政府も腸内細菌の研究を積極的に支援しているのです。

さっそく、話題の〝腸内フローラに効く糖尿病の新薬〟を見せてもらうと、それは錠剤でもなければカプセル薬でもなく、紫色の粉末でした。1回分の量はかなり多めで、水に溶かすと、ちょうどコップ1杯分のトロッとした飲み物になります。ほのかにブルーベリーの風味がして、甘い味がします。日本人の感覚で言えば、薬というよりは健康食品に近いかもしれません。主な成分は、2種類の食物繊維と、ブルーベリーを原料としたポリフェノールです。すべて、天然の食品成分から作られています。

含まれている2種類の食物繊維のうち、イヌリンという物質は、たまねぎやごぼうなどの野菜に多く含まれ、〝天然のやせ薬〟短鎖脂肪酸の原料になることで知られています。もうひとつは、βグルカンという大麦などの穀物に含まれる食物繊維。腸内細菌のエサとなるだけでなく、ネバネバとした性質で腸内環境を細菌にとって住み着きやすくすると言われています。

腸内細菌を元気にする物質が入った薬や食品を「プレバイオティクス」と呼びます。これまでにもプレバイオティクスと呼ばれるものは存在していて、代表的なものはオリゴ糖です。いわゆる「善玉菌」のビフィズス菌のエサとなるため、健康にいいとされています。

一方、エサではなく、菌そのものが入った薬や食品は「プロバイオティクス」と呼ばれます。ヨーグルトや乳酸菌飲料などがおなじみですが、研究の世界では菌が入った粉薬などもよく使われます。

今回、このベンチャー企業が開発した薬は、プレバイオティクスの一種ということになります。これまでは「お腹の調子を整える」など、腸に対する効果が主だったプレバイオティクスとプロバイオティクスの世界が、「糖尿病」にまで広がってきたことが大きな話題になっているのです。

▼短鎖脂肪酸には、糖尿病を直接的に改善する効果も!

臨床試験では、糖尿病予備群、または初期の糖尿病患者を対象として、朝晩2回、このプレバイオティクス薬を飲んでもらいました。薬を飲む以外は、それまでとまったく同じ生活を続けます。そして4週間後、調べてみると、糖尿病が改善していることが明らかになりました。

どうやって改善を確かめたのか、少しだけ説明します。

前述のとおり、初期の糖尿病は普通の血液検査だけでは病状の判定が難しいため、「糖負荷試験」と呼ばれる方法が用いられます。試験では、まず糖分を大量に含んだ液体を飲み、その後、時間をおいて何度か採血して、血糖値の変化を計っていきます。一般に、糖分を摂取すると、一時的に血糖値が上がります。このとき、健康な人であれば、すぐにすい臓からインスリンが分泌され、血糖値が下がります。ところが、糖尿病やその予備群の人は、インスリンが出にくくなっているため、血糖値が大きく上昇してしまいます。この傾向が改善するかどうかを見るのです。

臨床試験の結果、**薬を飲んだ人は食後のインスリンが出やすくなり、血糖値の上昇が抑えられる**ことが確かめられました（次ページのグラフ参照）。

たった4週間で効果が出たということは、実験の参加者たちが4週間でダイエットに成功したことを意味するのでしょうか？　じつは、ちょっと違います。**「短鎖脂肪酸」には、**

■プレバイオティクス薬を飲んだ後のインスリンと血糖値の変化

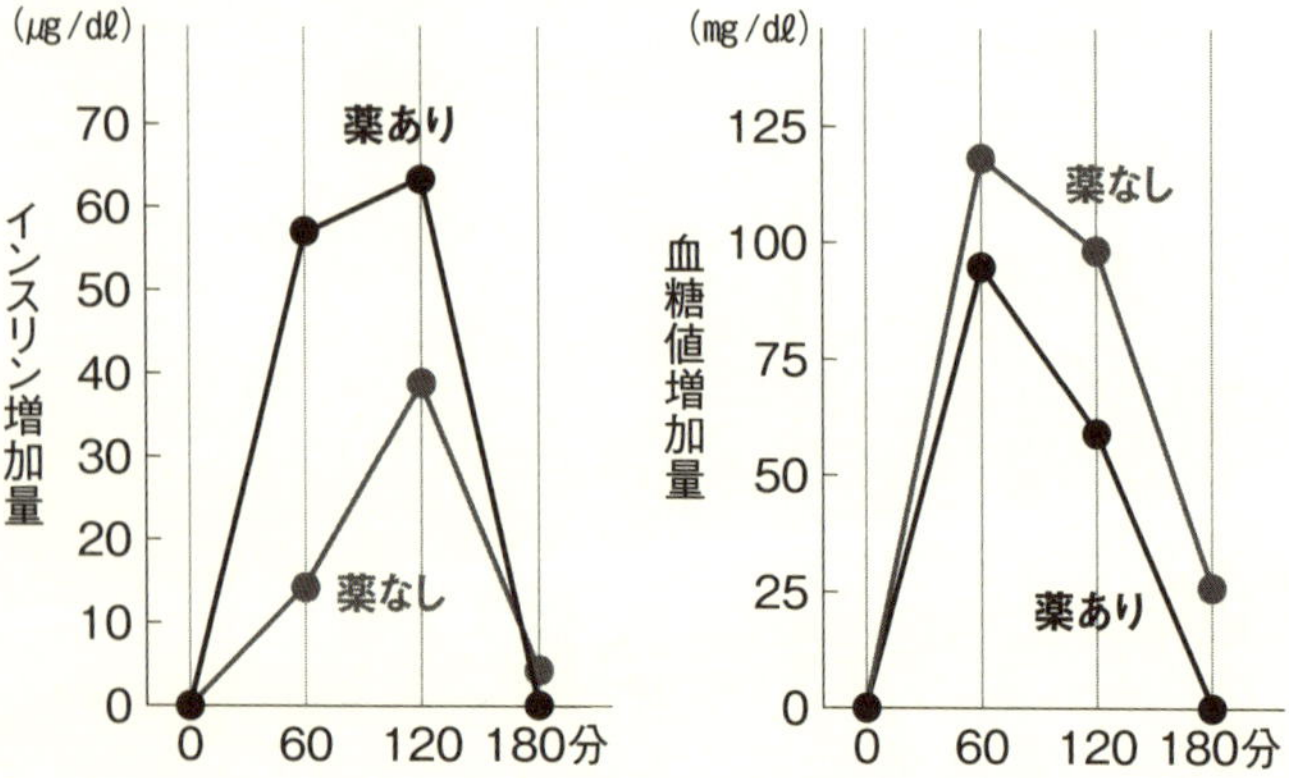

データ提供：ルイジアナ州立大学　フランク・グリーンウェイ教授

〝天然のやせ薬〟としての効果だけでなく、なんと、糖尿病を直接的に改善する効果もあるのです（左の図参照）。

短鎖脂肪酸には、腸の細胞を刺激してインクレチンと呼ばれるホルモンを分泌させる力があります。インクレチンには、すい臓に働きかけてインスリンの分泌を促す効果があります（インクレチンは、糖尿病の治療薬としても使われている物質です）。

今回の新薬によって、腸内フローラの短鎖脂肪酸の生産量が増加、インクレチンが出やすくなり、インスリンの分泌も活発になったと考えられます。もちろん、長期的には短鎖脂肪酸の〝やせ薬効果〟も効いて、肥満が改善していく可能性は十分にあり、そうなれば糖尿病はさら

■短鎖脂肪酸が糖尿病を改善する仕組み

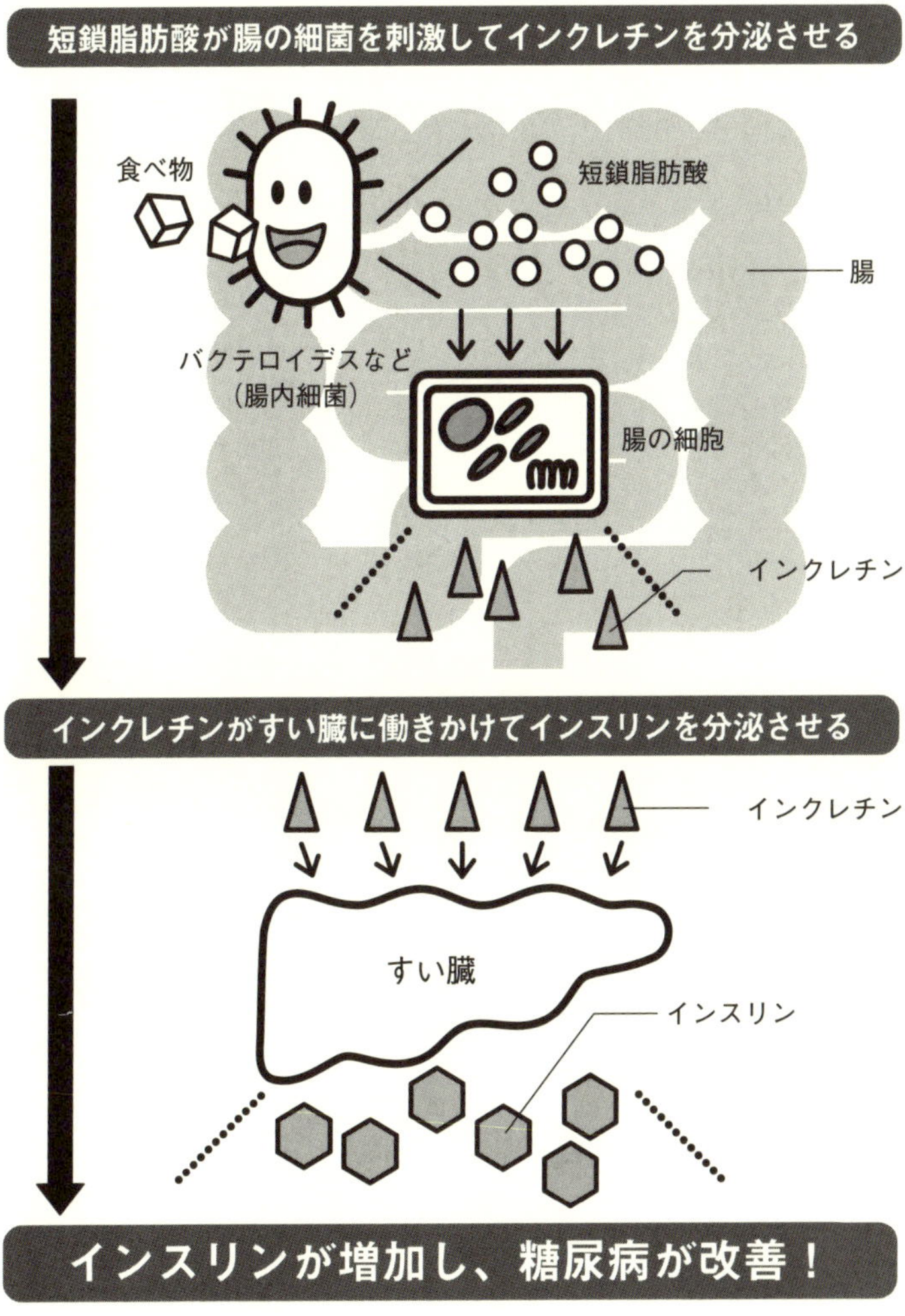
短鎖脂肪酸が腸の細菌を刺激してインクレチンを分泌させる
食べ物
短鎖脂肪酸
腸
バクテロイデスなど
（腸内細菌）
腸の細胞
インクレチン
インクレチンがすい臓に働きかけてインスリンを分泌させる
インクレチン
すい臓
インスリン
インスリンが増加し、糖尿病が改善！

によくなっていくと期待できます。

▼腸内フローラは糖尿病の治療に革命をもたらす

糖尿病の研究が専門で、今回の臨床試験の指揮をとったルイジアナ州立大学教授のフランク・グリーンウェイさんは、腸内フローラの研究が糖尿病の治療に革命をもたらすと考えています。

「医学の進歩によって、糖尿病は適切な治療さえ受ければ進行をかなり遅らせることができるようになってきました。しかし、糖尿病の克服にはほど遠い状況です。新しい薬はどんどん開発されていますが、必ず副作用が伴います」

その点、腸内細菌をターゲットにした今回の薬は、すべて食品成分を原料としていることから副作用の心配が少なく、安心して処方できる体に優しい薬だとグリーンウェイ教授は言います。この薬ならば、本格的な糖尿病になる前の予備群の人にも気軽に飲んでもらうことができ、予防にも大きな役割を果たすことになると期待しています。

そして、彼は力強く、こう言いました。

「腸内細菌に働きかけるという、まったく新しい治療のアプローチが見つかったことは素晴らしいことです。近い将来、腸内細菌をターゲットにした治療は、現在の治療法に並ぶ大きな役割を果たすことになるでしょう」

腸内細菌を治療に活かすことで、人類が糖尿病を克服する日が近いのかもしれません。

ポイント

- **糖尿病は、肥満を防ぐ「短鎖脂肪酸」で改善できる！**
- **「短鎖脂肪酸」は腸内環境を整えてインスリンの分泌を促す**

「腸内フローラ」の真実

3

腸内細菌が作る物質「エクオール」は、お肌を〝若返らせる〟？

ここまでは、腸内細菌が作る〝天然のやせ薬〟短鎖脂肪酸を中心に、腸内フローラと健康の関わりを見てきました。このほかにも、腸内細菌が作る物質が私たちの健康を守る例は、次々と見つかっています。そのひとつが、肌の健康を保つ物質「エクオール」です。目尻のシワがみるみる改善する〝若返り薬〟があったら、女性にとってはうれしい話でしょう。そんな夢のような効果を持つ物質を腸内細菌が作っていることが、科学的に確かめられました。ここからは、この「エクオール」に注目して、腸内細菌の持つ驚くべきパワーを見ていきましょう。

▼科学的に信用度の高い「エクオールの〝肌若返り〟実験」

「いつまでも若々しくいたい」というのは多くの女性の願いですが、更年期にさしかかってくると、どうしても目尻にシワが目立ちはじめ、肌のハリもなくなってきます。老化現象だからしかたない、と思いつつ、知人のなかにはシワがほとんど増えない人もいて、「いったいどんなお手入れをしているの?」と、ついつい気になってしまったり……。じつは、こうした肌の老化の早い、遅いを決めているのは、腸内細菌かもしれないのです。

藤田保健衛生大学教授の松永佳世子さんは、腸内細菌が作る物質「エクオール」が女性の肌にどのような影響を与えるのかを調べました。ターゲットにしたのは、いわゆる〝目尻の小ジワ〟です。

実験では、50代から60代の女性およそ90人を、エクオールが入った錠剤を飲む人と飲まない人に分け、3か月間、目尻のシワを追跡しました。すると、エクオールを飲まなかった人はだんだんシワが深くなっていったのに対し、飲んだ人は、シワが浅くなっていったのです。その効果は、画像を見ても明らかでした（左のグラフと画像参照）。

まさに、エクオールが肌を若返らせたかのような効果です。

さて、こうした結果だけを見せられると、化粧品や健康食品などの宣伝で見かける、「本当かな？」とちょっと疑ってしまうような情報と同じに思えるかもしれません。そこで、今回の実験のやり方についてもう少し詳しく述べたいと思います。この実験は、「無《む》作《さく》為《い》化《か》二重盲検《にじゅうもうけん》」という、科学的に信用度の高い方法で行われました。この方法では本物の錠剤と「プラセボ」が使われます。プラセボは偽薬とも呼ばれ、外見は本物とまったく

■約90人の女性に3か月間、エクオールを飲んでもらった実験

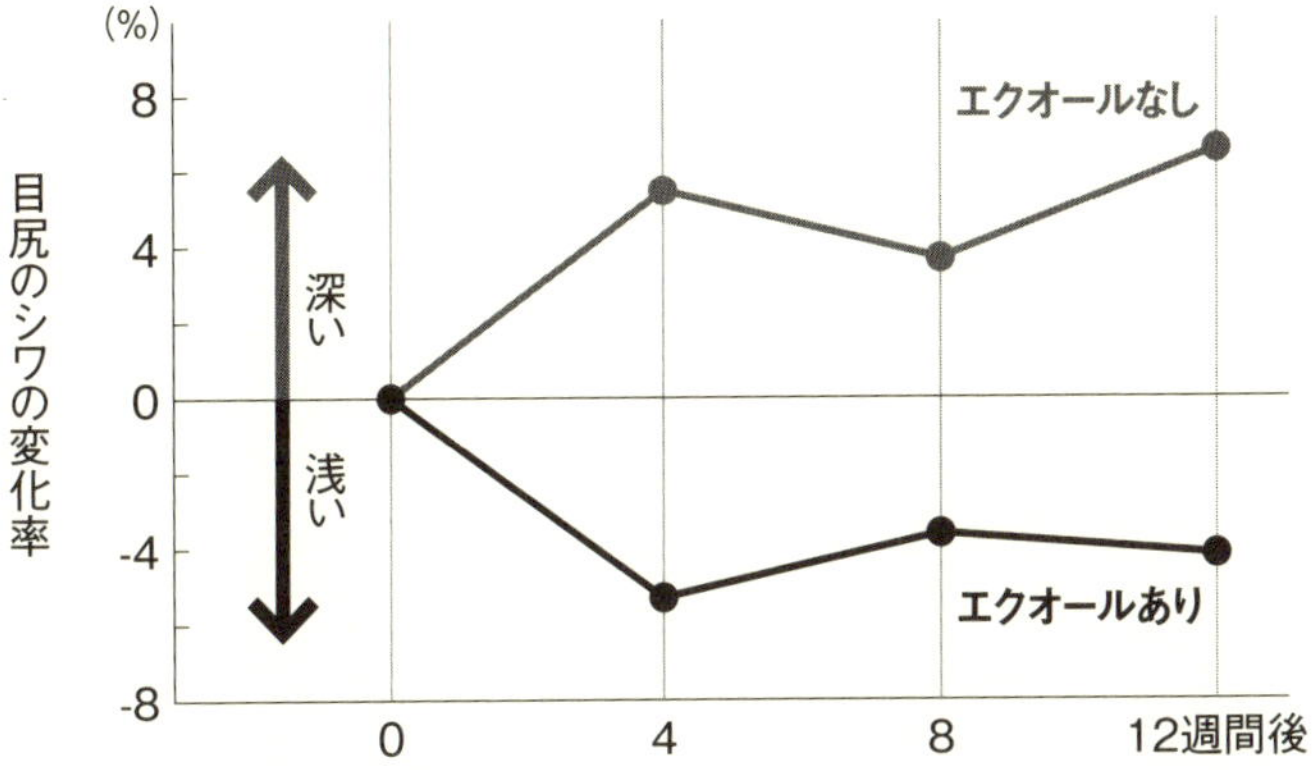

出典:Matsunaga et al. The Journal of The North American Menopause Society 2011

■目尻のシワの画像

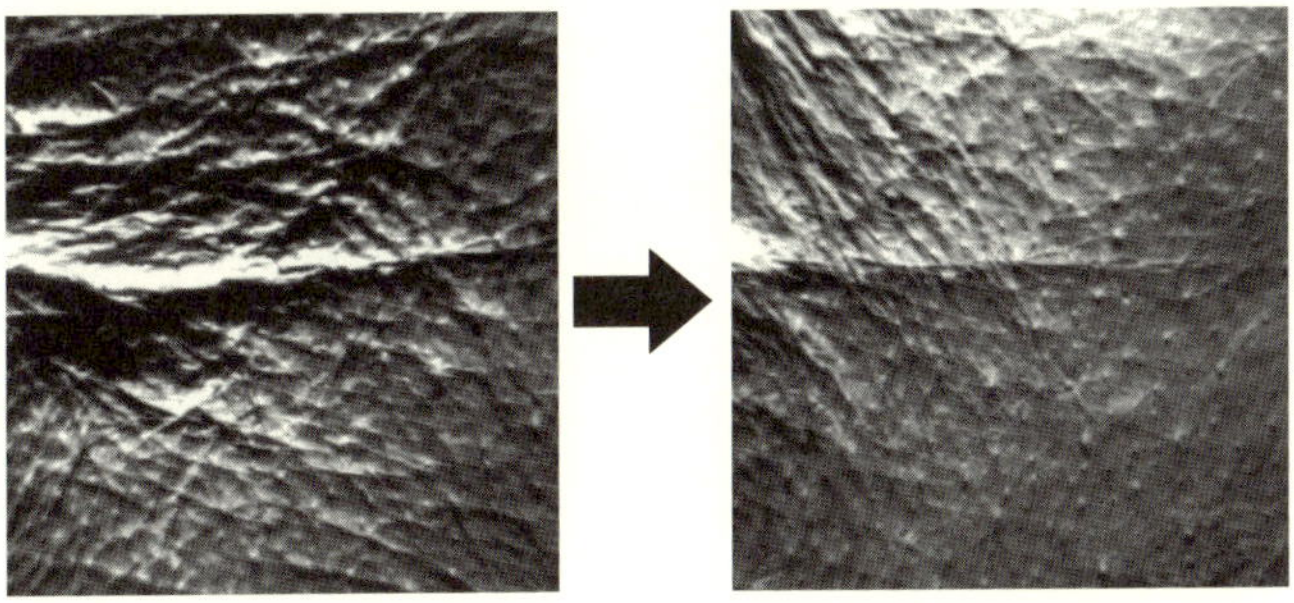

開始　　12 週間後

同じですが、有効成分が入っていないニセモノの錠剤のことです。実験の参加者たちは、自分がエクオール入りの錠剤を飲んでいるのか、プラセボを飲んでいるのか知らされません。さらに、実験をする側、つまり参加者に錠剤を渡す人たちも、誰が本物で、誰がプラセボかわからないようにするのが、二重盲検です。もちろん、どの錠剤が本物かをちゃんと管理している人がいて、実験が終わって最終的なデータが固まったあとに、それが明かされます。こうすることで、研究の不正が起きるのを防ぐという意味もありますが、もっと大きいのは先入観の影響を排除することです。

先入観の効果は、「プラセボ効果」とも呼ばれます。人間は不思議なもので、「いい薬を飲んでいる」と思っただけで、いい効果が出ていると感じてしまいがちです。それどころか、実際に効果が出て、病気が治ってしまうこともあります。**「病は気から」、昔のお医者さんが「うどん粉」で患者を治したという逸話は、科学的に正しい**のです。

そして、このプラセボ効果は、〝実験する側〟の微妙な雰囲気によっても左右されます。「この人は本物の薬を飲んでいるから、効くはず」、医師がそう期待していると、それが飲む人になぜか伝わって、本当に効いてしまう。まさかと思われるかもしれませんが、実際にそういうことがあるのです。

二重盲検を使うと、こうした先入観の効果を排除でき、入っている成分が本当にどれくらい効くのかを正確に見ることができます。逆に言うと、それ以外の方法で行われる実験は、単にプラセボ効果である可能性もある、ということです。**健康食品の宣伝などでよく見かける「個人の感想です」という注意書きには、「プラセボ効果かも知れませんよ」という意味**も含まれていると言えます。

ちなみに、エクオールを飲まなかった人がたった3か月でシワが深くなったのは、加齢による変化にしては大きすぎるのではないかと思い、松永さんに聞いてみました。すると、この実験が行われたのは秋から冬にかけての時期。夏の間に浴びた紫外線によって、シワが深くなっていく時期にあたるため、こうした変化が起きても不思議ではないそうです。

▼エクオールを作る腸内細菌がいる人、残念ながらいない人

じつは、エクオールを作る腸内細菌は、誰もが持っているわけではありません。調査によると、〝エクオールを作れる人〟は、日本人のおよそ2人に1人。今回の実験はエクオ

ールを作れない人だけを集めて、エクオールが入った錠剤を飲ませるという方法で行われました。

では、エクオールを作れる人は、錠剤を飲む必要はないのでしょうか？　松永さんに聞いてみました。

「エクオールを作れる人は、錠剤を飲む必要はありません。すでにお肌に効果が出ているでしょう」

錠剤を飲むまでもなく、すでに肌のシワができにくい状態になっているはずだというのです。いつまでも若々しいあの人は、〝エクオールを作れる人〟だったのかもしれません。

なお、**自分がエクオールを作れるかどうかは、尿検査をするとわかります。一般的な健康診断でエクオールは検査しませんが、郵送などで検査を請け負ってくれる会社がある**そうで、インターネットで検索すると出てきます。

ただ、エクオールを作ってくれる細菌をせっかく持っていても、その細菌が好物の〝エサ〟をあげなければ元気がなくなってしまいます。じつは、そのエサは私たちに身近な、あの食材でした。

▼大事なのは大豆！ エクオールは〝スーパーイソフラボン〟

食材の話の前に、エクオールが持つパワーについて少し補足します。

腸内細菌が作る〝若返り薬〟のエクオールは、お肌だけでなく、他にも女性にうれしい効果があります。更年期障害の症状である顔のほてり（ホットフラッシュ）や、骨密度の低下などを防ぐ働きが、さまざまな研究で報告されています。

エクオールがこうした多彩な効果を発揮するのは、女性ホルモンと似た構造を持っているためです。女性ホルモンは、女性の体を若々しく健康に保つ働きをしています。しかし、更年期になると、女性ホルモンの分泌量が急激に低下しはじめ、さまざまな症状が現れます。「エクオール」は、女性ホルモンの代わりとして働き、それを補ってくれるのです。

女性ホルモンに似た構造を持つ物質……。どこかで聞き覚えがありませんか？ そう、「大豆イソフラボン」と呼ばれる物質です。20年ほど前にブームとなり、マスコミでも盛んに取り上げられたので聞き覚えのある人も多いことでしょう。

じつは、エクオールは大豆イソフラボンの仲間です。ただし、大豆そのものには含まれていません。大豆の中に含まれるイソフラボンを、腸内細菌が変化させることで生まれます。

そして、エクオールは、大豆の中に含まれているイソフラボンよりも、高い効果を持っていることがわかってきました。いわば、〝スーパーイソフラボン〟です。大豆に含まれる普通のイソフラボンを、腸内細菌が〝スーパーイソフラボン〟に変えることで、大豆を食べたときの健康効果が大きく増すのです。

▼エクオール入りサプリメントの開発秘話

番組では触れませんでしたが、ぜひここでご紹介したい、研究者たちの物語があります。登場するのは、エクオールが入ったサプリメントを開発した大塚製薬株式会社の研究チーム。彼らの苦労話は、私たちが健康に暮らすために重要なヒントを与えてくれます。

物語は1990年代に遡《さかのぼ》ります。時はまさに、大豆イソフラボンブーム。商品開発のための研究チームが結成され、大豆イソフラボンが入った健康食品を更年期の女性に食べてもらう大がかりな試験を行いました。当然、更年期の症状が緩和するとチームの誰もが期待していました。

ところが、結果はさんざんなものでした。イソフラボンを食べたグループと食べないグループで、ほとんど差が出なかったのです。多額の予算を使ったにも関わらず、商品開発は頓挫《とんざ》、研究グループも大幅に縮少となってしまいました。

しかし、彼らはここであきらめませんでした。世界で発表されるさまざまな論文を調べるうち、腸内細菌が作る「エクオール」に注目します。大豆に含まれるイソフラボンではなく、より効果が高い〝スーパーイソフラボン〟のエクオールで試験すれば結果が出せるのではないか?

その当時、エクオールが腸内細菌によって作られることはわかっていましたが、どんな菌がエクオールを作るのかは、よくわかっていませんでした。ひたすら細菌を培養し、エクオールを作る菌を探した研究チーム。会社としてはすでに失敗した事業ですから、予算はほとんど与えてくれません。別の研究チームから試験管などの実験器具をこっそり拝借してきたこともあったといいます。

しかし、菌が見つからないまま、会社が与えた期限の日がやってきます。ついに研究は打ち切りとなるはずでした。このとき、あきらめきれなかった研究チームは、「いま培養している菌の結果が明日出るので、あと1日だけ待ってほしい」と願い出ました。そして次の日、ラストチャンスとなった菌の中からなんと、エクオールを作る菌が見つかったのです。起死回生、まるで小説のような実話。エクオールを作る乳酸菌の一種「ラクトコッカス20－92」は、こうして発見されました。

研究チームはこの菌を使って大豆を発酵させることでエクオールが入ったサプリメントを作り、再び試験を行いました。すると、見事な結果が出ます。シワを改善しただけでなく、ほてりや肩こりなどの更年期症状や、骨密度の低下を軽減することがわかりました。更年期症状を改善することが証明できたのです。

この苦労話は、食品と健康に関する大切なことを教えてくれます。

まずひとつめは、テレビや雑誌で頻繁に紹介される「健康情報」を見るときに、知っておきたいことです。

大豆イソフラボンの実験で効果が出なかったのはなぜでしょうか？　大豆に入っているイソフラボンにも、エクオールほどではないとしても、女性ホルモンに似た効果があります。飲んだ人と飲まない人で結果に差が出てもいいはずでした。でも、そうならなかった背景には、もともと日本人が大豆をよく食べていることがあったと考えられます。味噌、醤油、豆腐、納豆……ふだんの食生活のなかで大豆を口にしないことはありません。つまり、ほとんどの日本人はすでに大豆イソフラボンの恩恵を受けていました。そこに、健康食品として大豆イソフラボンをプラスしても、大きな効果は出なかったのです。

ある食べ物が健康にいいとテレビで紹介されると、次の日スーパーで売り切れ続出という話を聞きますが、慌ててたくさん食べても効果はあまり期待できません。落ち着いて自分の食生活を見直し、足りていないと感じれば、毎日の食事に少しずつ取り入れていくようにしたいものです。

そしてもうひとつは、食品と腸内フローラをセットで考えることの大切さです。

大豆をよく食べる日本人でも、腸内細菌が作るエクオールに注目して研究を行うことで、健康効果を証明することができました。大豆に限らず、食品の健康効果に関する研究はたくさんありますが、国や地域によって効果に差があったり、場合によっては逆の結果が出てしまったりして、なかなか科学的な結論が出ないことがあります。こうしたことの背景に、腸内細菌が関わっている可能性が見えてきました。

じつは、腸内フローラは国や人種によって大きく違っています。同じものを食べても、腸内フローラが違っていれば、違う結果が出てくることも十分あり得るのです。今後、腸内フローラに注目しながら食品の効果を調べていけば、今までわからなかったことがどんどんわかってくることでしょう。

さて、シワが気になる女性のために、具体的にどうすればいいのかまとめてみましょう。

まず、**食生活に大豆が足りていないと感じる方は、大豆を意識して摂ることです。エクオールの原料となりますし、エサが増えればエクオールを作る菌も次第に増えていく**と考えられます。**菌を持っていない人でも、エクオール以外の大豆イソフラボンの効果は期待できます。**

では、菌がいない人がエクオールのパワーを利用したいと思ったら、どうすればいいのでしょうか？　**エクオールが入ったサプリメントを飲むのもひとつの方法**ですが、毎日飲むのも大変です。エクオールを作る菌を腸に住み着かせることはできないのでしょうか。

じつは、その研究を進めている人がいます。しかも、「がん」の予防にまでつながるというのです。次節はそのお話です。

ポイント

- 肌のシワを改善する「エクオール」の原料は大豆!
- エクオールを作る細菌は日本人の2人に1人が持っている

「腸内フローラ」の真実

4

腸内細菌には、がんを〝防ぐ菌〟と〝引き起こす菌〟、どちらもいる？

前節では、腸内細菌が作る物質「エクオール」がシワを改善する効果があることを見てきました。じつは、エクオールはそれだけでなく、がんの予防も期待されています。

その研究を行っているひとり、東京大学特任教授の赤座英之さんは番組のなかでこう言っています。

「がんは予防が大事です。がんになってから治療すると、ものすごくコストがかかります。腸内細菌を変化させることでがんを予防できれば、とても効率的です」

腸内細菌が肥満、糖尿病、お肌のシワだけでなく、なんと、がんまでも防ぐとしたら驚きです。

ここでは、がんと腸内細菌の関係を見ていきましょう。

▼エクオールは、がん予防効果も期待されている

がんの研究を行う医師である赤座さんの専門は前立腺がんです。いま、日本で前立腺がんと診断される人は急増しており、２０１１年のデータでは年間１万人を超える人が亡くなるなど、深刻な問題となっています。しかし、そんな日本でもまだまだ患者は少ないほ

うで、世界に目を向けてみるとアメリカの前立腺がん発症率は日本の10倍。ヨーロッパ各国も、日本の数倍の発症率があり、大きな開きがあります。

なぜこうした差が生まれるのか？　原因のひとつは、大豆の摂取量の違いだと考えられています。というのも、大豆イソフラボンは前立腺がんを引き起こす男性ホルモンの作用を阻害するなどして、がんを予防する効果が報告されているからです。ある研究では、大豆の摂取によって前立腺がんのリスクが26％減少すると報告されています。ふだんから大豆を食べている日本人の発症率が低いのもうなずけます。

ところが、赤座さんと共同研究を行う昭和大学教授の深貝隆志さんがハワイの日系人を調査したところ、大豆の摂取量は日本人とほとんど変わらないにも関わらず、前立腺がんの発症率が増え、欧米と日本の中間になっていることがわかってきました。遺伝的にも同じで、大豆の摂取量も変わらないとすると、いったい何が違うのか？　赤座さんは、ハワイの日系人ではエクオールを作る腸内細菌を持つ人が減ったことが原因ではないかと考えています。

腸内細菌が作る〝スーパーイソフラボン〟エクオールは、通常の大豆イソフラボンよりも高い効果があると前節で紹介しました。じつは同じことが前立腺がんでも期待されています。実際、日本と韓国で行われた疫学調査によると、前立腺がん患者では、エクオールを作る腸内細菌を持つ人の割合が有意に低いことが示されています。つまり、**エクオールを作れない人は前立腺がんになりやすい傾向にある**のです。

エクオールを作る腸内細菌を持つ人の割合は、日本や韓国など大豆を多く食べる国ではおよそ2人に1人ですが、前立腺がんが多い欧米ではほとんどいません。ハワイの日系人も、エクオールを作れる人が減ったことで、大豆を食べても予防効果が十分に出ていない可能性があるのです。

さらに、腸内細菌が作る**エクオールは男性の前立腺がんだけでなく、女性の乳がんの予防効果も期待されています。**これまで、大豆イソフラボンが、「乳がんを予防する」という研究と、「効果がない」という研究、逆に「乳がんを増やすのではないか」という矛盾した研究までありました。しかし、最近の研究では少なくともアジア人の女性では、大豆イソフラボンは乳がんを予防する側に働いていることがわかってきました。こうした違いが出る理由も、〝スーパーイソフラボン〟であるエクオールを作る菌がいるかどうかと関係していると考えられています。

▼がん予防のカギは腸内細菌「NATTS」

そもそも、エクオールを作る腸内細菌はどうやって人の腸内に入ってくるのか、まだ詳しいことはわかっていません。しかし、何らかの経路で「感染」していることは間違いありません。そのため、国ごとに菌の保有率も変わってくるのです。じつは、同じ**日本国内でも若い世代ではエクオールを作る腸内細菌を持つ人の割合が減っている**ことも明らかになっています（左のグラフ参照）。このままだと、日本でも前立腺がんがさらに増えてしまう可能性があるのです。

赤座さんは、エクオールを作る菌を持っている人を増やすことで、前立腺がんを予防しようとしています。そこでまず、ヤクルト中央研究所と共同で、エクオールを生産する腸内細菌を発見し、NATTS（ナッツ）と命名しました。*

エクオールを生産する菌といえば、前節で紹介した大塚製薬の研究チームが発見した「ラクトコッカス20－92」をはじめとして、すでに何種類か発見されていますが、NATTS菌はそのなかでも、エクオールを生産する効率が非常に高いことがわかりました。**N**

■エクオールを作れる人の割合（世代別）

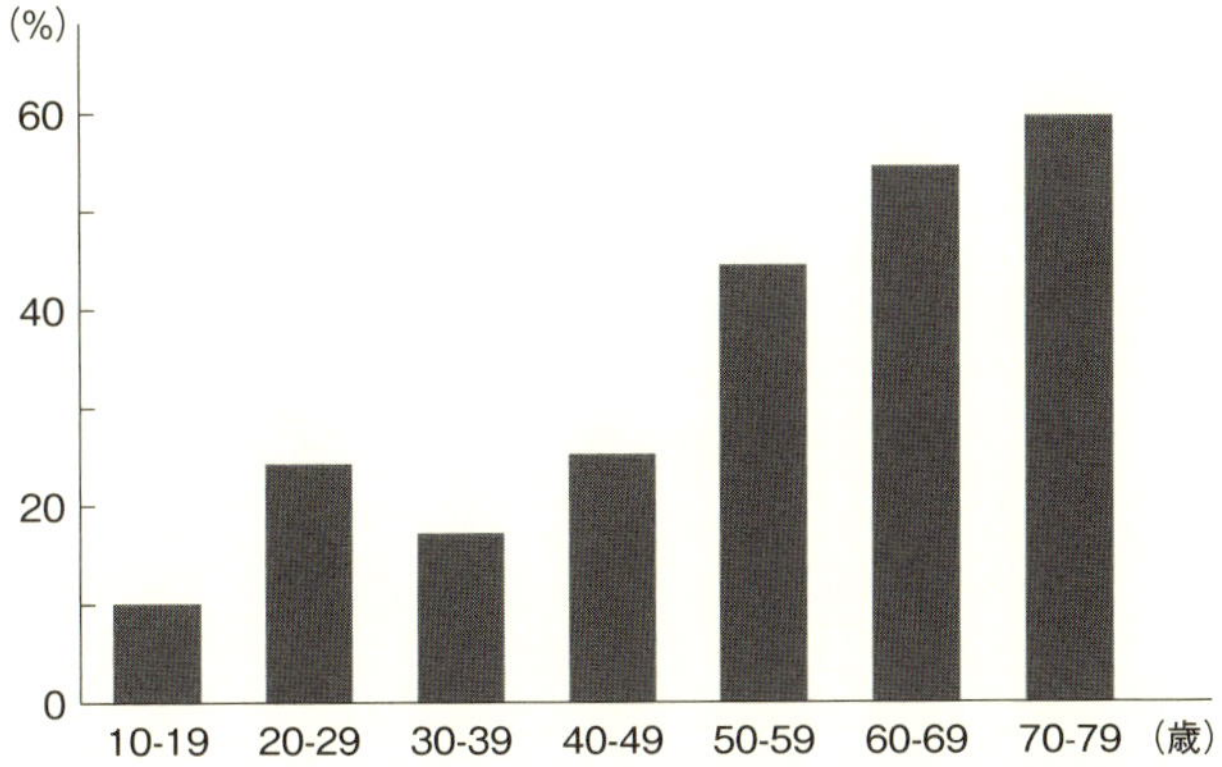

出典：Fujimoto et al. Prostate Cancer and Prostatic Diseases 2008

ATTS菌が腸内にいれば、男性は前立腺がん予防、女性はお肌の若返りと乳がん予防という、夢のような話が実現するかもしれません。

「すぐにでもNATTS菌が欲しい！」と思う方も多いと思いますが、実際に私たちがNATTS菌を手に入れることができるのは、まだもう少し先になりそうです。

ひとつは、安全性の問題です。NATTS菌は人の腸内から発見された菌ですが、本当に安全な菌なのか、何か病気を引き起こしたりしないのか、完全に確かめられているわけではありません。まずはこうした問題をクリアする必要があります。

そして、もうひとつの問題は、菌を腸に住み着かせるのは簡単ではない、ということです。

ヨーグルトなどに含まれている細菌も一部は生きたまま腸に届きますが、数日経つとほとんどいなくなってしまうことが知られています。細菌をカプセルなどに入れて飲んで、腸に届けたとしても、それだけでは住み着かないのです。

しかし、細菌が腸に住み着くために必要なことは何なのか、最新の研究で少しずつわかりはじめています。それについては第3章で詳しくご紹介したいと思います。

NATTS菌などのエクオールを作ってくれる菌を、誰もが腸内に持てるようになって、私たちの健康に役立ってくれることを取材班も心待ちにしています。

＊……NATTSは、発見者の名前の頭文字をとって名づけられました。食べ物のナッツとは、関係ないそうです。

▼「がんを引き起こす腸内細菌」が見つかった！

「がんを予防してくれる腸内細菌」がいる一方で、「がんを引き起こす細菌」がいることもわかってきました。それは、2013年、世界的な科学雑誌「サイエンス」が1年間のあらゆる科学の発見のなかから、もっとも注目すべき10項目を集めた特集記事にも取り上げられた、重要な発見です。

発表したのは、東京の有明にある、がん研究会がん研究所の原英二さんです。

原さんは、肥満とがんの関係について研究していました。

一般にはあまり知られていませんが、肥満になるとがんの発症リスクが上がることは以前から指摘されていました。肝臓がん、子宮がん、食道がんなど数多くのがんで確認されており、厚生労働省の研究班が2009年に発表した報告では、肥満になると肝臓がんのリスクが2・2倍になったというデータも出ています。肥満は喫煙と並ぶ、がんの主要な原因のひとつなのです。

しかし、なぜ肥満になるとがんになりやすいのか、その原因についてはほとんどわかっておらず、長年、医学界の謎とされてきました。原さんは、腸内細菌に注目することで、その謎を解いたのです。

原さんが、肥満したマウスの腸内フローラを調べたところ、肥満する前にはほとんどいなかったある細菌が、全体の10％以上を占めるまでに増加していることを発見しました。遺伝子解析の結果、新種であることがわかり、研究所の所在地にちなんで、「アリアケ菌」と名づけます。じつは、このアリアケ菌が、がんを誘発するのです。

アリアケ菌は、腸に分泌される消化液のひとつである胆汁を分解して、DCAという物質を作ります。DCAは、腸から吸収されて全身を巡り、私たちの体の細胞に作用して、「細胞老化」を引き起こします。

「細胞老化」は、古くなった細胞の増殖が止まる現象で、健康な人の体内でも起きています。しかし、DCAの作用で老化した細胞が増えすぎると、周囲にがんを誘発する物質をまき散らし、がんを発生させてしまうことがわかりました。

▼がんを引き起こす「アリアケ菌」を増やさない方法

〝がんを起こす毒〟とも言える、DCA。その力には原さんも驚いたといいます。

マウスの肝臓の細胞に、発がんの原因となる「遺伝子の傷」をつけても、通常それだけでは肝臓がんにはなりません。しかし、そこにＤＣＡを投与してみると、なんと１００％の確率で肝臓がんが発生しました。

これまでのところ、原さんの研究はマウスが中心ですが、人間でも高脂肪食を食べている人では腸内で生産されるＤＣＡが増えること、そして、ＤＣＡは人間の細胞にも細胞老化を引き起こすことがわかっています。さらに、肥満を伴う肝臓がん患者の一部で、がんの周囲に細胞老化が発生していることも確かめられました。

がんを引き起こす菌が、私たちの腸内に住んでいる。そう考えるとちょっと恐い話です。しかし、**これまで謎だった、肥満とがんをつなぐメカニズムが明らかになったことで、次は予防のための対策を立てることができます。**

肥満するとアリアケ菌が増えるのは、食生活に原因があると考えられます。アリアケ菌が増えない食生活を研究することによって、がんを予防することができるのです。

そしてもうひとつ、アリアケ菌が「意識改革の手助け」になると原さんは言います。医師から「肥満になると、がんのリスクが上がりますよ」と言われても、いまひとつピンとこない人たちも、自分の腸内フローラを調べた結果を見せられて、

「あなたの腸内でがんを発生させる菌が増えていますよ」

と言われれば、食生活の改善にもっと真剣に取り組んでもらえるだろうというのです。

近い将来、健康診断の項目の中に検便が加えられ、「アリアケ菌」を調べることが当たり前になるかもしれません。そこで残念ながらアリアケ菌が見つかってしまった人には、菌を増やさない食事指導が行われるようになることでしょう。こうした予防対策によって、肥満を原因としたがんを大きく減らせる可能性があります。

でも、本書の読者はその日を待つ必要はありません。すでにこの情報を知った私たちは、**肥満にならない健康な食生活を心がけることで、がん予防の効果を先取りすることができる**のです。ここでもまた、腸内細菌を思い浮かべましょう。

「ちょっと待てよ、これを食べるとアリアケ菌が増えるかも?」

そんな風に考えれば、なかなかやめられない無駄な間食を減らしたり、暴飲暴食に歯どめをかけることができるのではないでしょうか。

ポイント

- 腸内細菌が作る「エクオール」は、がん予防効果が期待されている
- 肥満になると増える腸内細菌は、がんを引き起こす

「腸内フローラ」の真実

5

腸内細菌が〝謎の動脈硬化〟を引き起こす？

がんについで、日本人の死因の第2位、第3位を占める心臓病と脳卒中。これらふたつの病気の原因となる「動脈硬化」にも腸内細菌が関係していることがわかってきました。動脈硬化の原因と言えば、真っ先に思い浮かぶのが「コレステロール」や「中性脂肪」です。中高年になると、いわゆる悪玉のLDLコレステロール値が高くなり、健康診断で指摘されて心配している方も多いと思います。

しかし、コレステロールや中性脂肪が高くないのに動脈硬化が進んでしまう患者さんも多くいます。こうしたケースは、いわば〝謎の動脈硬化〟として、医師たちが必死にその原因を探し求めていました。

▼〝謎の動脈硬化〟の犯人は腸内細菌!?

2011年、科学雑誌「ネイチャー」に発表されたアメリカ・クリーブランド病院の研究で〝謎の動脈硬化〟には、腸内細菌が作る物質が関係していることが明らかになりました。

この研究は、心臓病にかかった人の血液を徹底的に分析することから始まりました。血液中に含まれている2000以上の物質の量を調べ、どんな物質があると心臓病になりやすいのかをデータ化します。こうした手法は「メタボローム解析」と呼ばれ、物質の分析技術と、コンピューターによるデータ処理能力が発達した現代になって初めて可能になったものです。

その結果、血液中にTMAOという物質が多い人は、心臓病になりやすいことがわかりました。そこで今度はTMAOの出所を探っていきます。すると、肝臓でTMAという物質が変化してTMAOが生まれることがわかりました。では、TMAはどこからきたのか？　その犯人が腸内細菌だったのです。

食べ物に含まれるレシチンという栄養素を腸内細菌が分解するとTMAができます。これが腸から吸収されて肝臓へ届き、TMAOに変化していました。つまり、大元をたどると、レシチンだったことになります（左の図参照）。

では、レシチンを大量に摂ると心臓病になるのか？　研究チームは、マウスにレシチンを与える実験を行いました。すると、普通の食事をさせたマウスより、明らかに動脈硬化が悪化しました。このとき、マウスのコレステロールや中性脂肪には異常は見られません。

■腸内細菌と"謎の動脈硬化"の関係

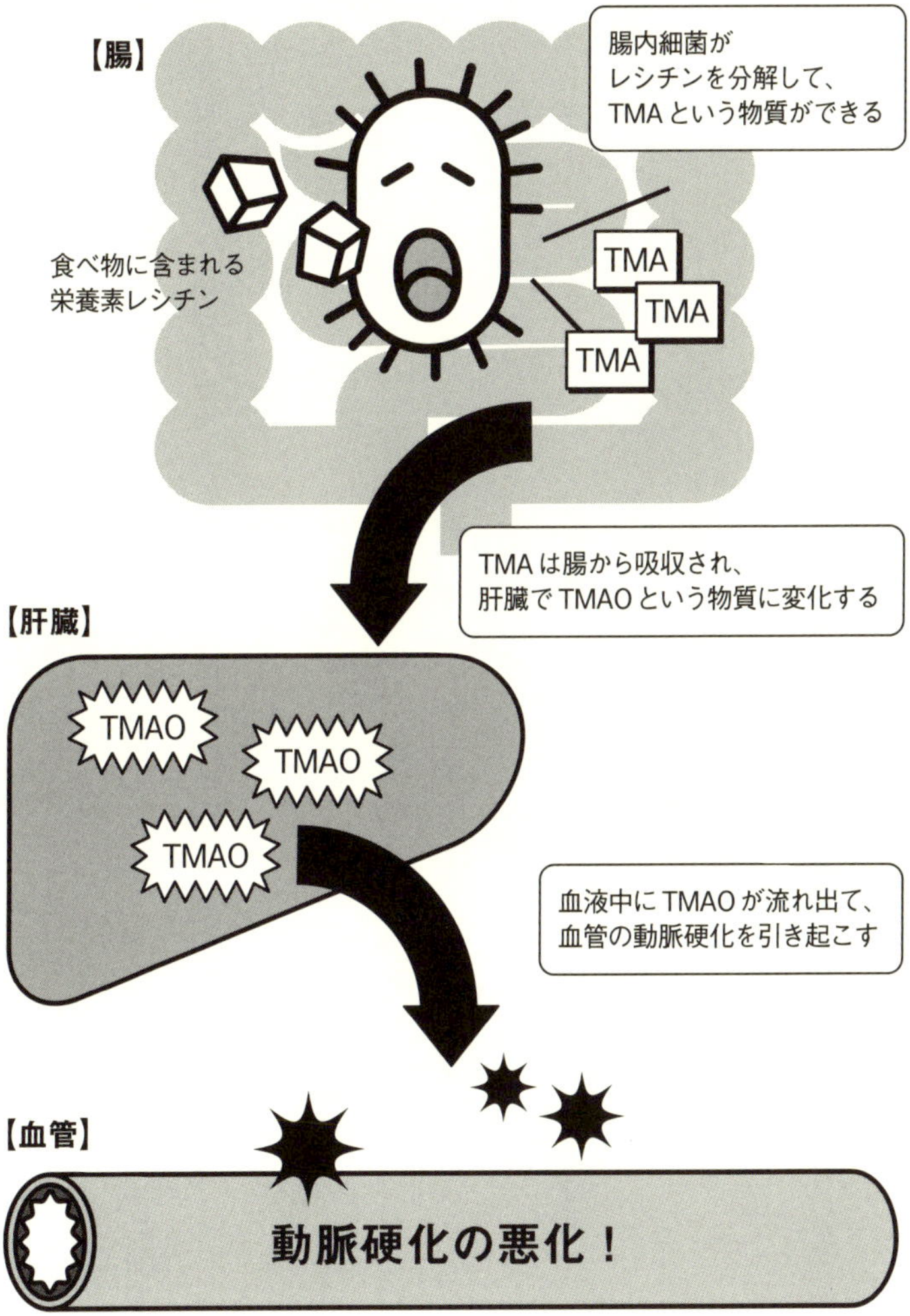
【腸】
腸内細菌が
レシチンを分解して、
TMAという物質ができる
食べ物に含まれる
栄養素レシチン
TMA
TMA
TMA
TMAは腸から吸収され、
肝臓でTMAOという物質に変化する
【肝臓】
TMAO
TMAO
TMAO
血液中にTMAOが流れ出て、
血管の動脈硬化を引き起こす
【血管】
動脈硬化の悪化!

レシチンが〝謎の動脈硬化〟の原因になることが証明されたのです。

さらに、マウスに強力な抗生物質を投与して腸内細菌を殺してから同じ実験を行うと、レシチンを食べても動脈硬化が悪化しないこともわかりました。つまり、**レシチンと腸内細菌は「共犯関係」にあり、セットになって初めて〝謎の動脈硬化〟を引き起こす**ということになります。

その後、研究チームは人間でもレシチンを大量に摂取させる実験を行い、血中のＴＭＡＯが増えることを確かめました。さすがに人間では動脈硬化が起きるまで実験を続けることはできませんが、人間の場合でも抗生物質を使うとＴＭＡＯの増加が抑えられるという、かなり荒っぽい実験まで行われています。

▼乳酸菌飲料が動脈硬化を防ぐ⁉

さて、この研究が発表されると、アメリカでは非常に大きな話題となりました。

じつは、レシチンという栄養素には健康にいいイメージがあり、サプリメントとして売り出されているほどだったからです。しかも、そのときの売り文句には「血中のコレステロールや中性脂肪の値を下げる」などの文言も入っていました。

そう、動脈硬化になりたくない人が買って飲むサプリだったのです。それがまったく逆の効果をもたらしたという発表に、愕然《がくぜん》とした人も多かったに違いありません。

しかし、この話を聞いて、レシチンを〝健康に悪い極悪物質〟と思いこむのは早計です。レシチンは、体を作るのに欠かせない重要な栄養素で、卵、牛乳、レバー、肉、大豆など、さまざまな食品に含まれています。決してレシチンは〝体に悪い物質〟ではありません。レシチンを摂らないようにしようなどと考えたら、かえって健康に悪いことをしてしまいます。

では、強い抗生物質を使って腸内細菌を殺してしまえばいいのでしょうか？

それも大きな間違いであることは、ここまで本書を読み進めてきた読者ならおわかりでしょう。

いったいどうすればいいのでしょうか？　**レシチンを摂っても、なるべくTMAが出ない腸内フローラにすることが大切**だと考えられます。現段階ではどんな菌が増えるとTMAが多く出てしまうのか、詳しくわかっていませんが、研究チームは、プロバイオティクスに効果が期待できるのでは、と述べています。
プロバイオティクスとは、ヨーグルトや乳酸菌飲料のように、生きた細菌が入った食品や医薬品のことです。すでに、マウスにある種の乳酸菌を飲ませると肝臓のTMA量が減った、という報告が出ています。今後の研究次第では、**乳酸菌飲料の広告に「動脈硬化予防」と書き込まれる日がくるかも**しれません。

ポイント

- **腸内細菌が〝謎の動脈硬化〟の原因になる！**
- **将来的に乳酸菌のプロバイオティクスで防げる可能性も**

コラム

禁煙すると太るのは、腸内細菌のせい!?

健康のために禁煙する人が増えています。でも、「禁煙したら太った」という話もよく聞きます。実際、アメリカとカナダで行われた大規模調査では、禁煙後1年でおよそ5キロ太ったという報告もあります。せっかく禁煙に成功したのに、今度はダイエット、「もうやってられるか!」と怒っているお父さんはいないでしょうか?

禁煙すると太ってしまう理由については、口さびしいので間食が増えるからとか、食事を美味しく感じるようになって食べすぎるからなど、さまざまなことが言われます。でも、「食べる量が変わった実感はないんだけど?」という人も少なくありません。それが腸内フローラの変化のせいかもしれない、という研究が現れました。

スイスのチューリッヒ大学病院の研究で、禁煙した人の腸内ではファーミキューテス門の腸内細菌が増え、バクテロイデーテス門の細菌が減っていく、という結果が出ました。門というのは、腸内細菌の大きなグループ分けです。

じつは、この研究が発表される前、さきほど登場した腸内細菌の権威ジェフリー・ゴードンさんらのグループが「ファーミキューテス門が多く、バクテロイデーテス門が少ないと、肥満になりやすい」という論文を出していました（そう、バクテロイデスは、バクテロイデーテス門の仲間です）。つまり、禁煙した人たちは、肥満になりやすい腸内フローラに変化してしまったことになります。

禁煙すると腸内フローラが悪い方向に行ってしまうのでしょうか？

まだ研究は始まったばかりですが、悪い方向とは言い切れないようです。というのも、禁煙した人の腸内フローラは、多様性が上がる傾向を示していたからです。第4章で詳しく触れますが、腸内フローラの多様性が高いほど、健康であると考えられています。腸内フローラはむしろいい方向へ変化したのかもしれません。

腸内細菌は、食べ物を分解し、吸収しやすくする仕事もしています。これは、人間を飢餓から救う大切な仕事です。喫煙していた人は、腸内フローラのバランスが崩れ、食べ物を分解する能力が衰えていて、食べすぎても太らなかっただけなのかも……。

太ってしまったのは腸内フローラが元気を取り戻してきた証拠と思って、次のステップである食事の改善に進みましょう。健康な体を手に入れるための道を一歩ずつ進んでいる実感がわいてきませんでしょうか？

それにしても、腸内フローラには「肥満を防ぐ」働きもあるのでした。腸内フローラが元気になると、太るのか、やせるのか、どちらなのかわからなくなった、という読者もいるでしょう。

この疑問に対して、ゴードンさんは「両方とも正しい」と言います。じつはゴードンさん、先進国の肥満だけでなく、発展途上国の栄養失調の研究もしています。双子の片方だけが重い栄養失調になったケースを調べると、腸内フローラが未発達だったことがわかりました。

「子どもたちが健康に育つためには、腸内フローラが正しく育つことが欠かせません」と言うゴードンさん。腸内フローラを知り、うまくコントロールすることで、「飢餓」と「肥満」、両方から人類を救うことができると考えています。

太る、やせるは状況次第で、どちらがいいか決められないように、腸内フローラも、いい、悪いは状況次第で変わってきます。善玉、悪玉とレッテルを貼ることの無意味さを感じさせてくれる、興味深い話です。

「腸内フローラ」の真実

6

花粉症やアトピーなどのアレルギーを腸内細菌が防いでくれる？

日本人の3人に1人がかかっているといわれる「花粉症」、重症化すると日常生活にも大きな支障をきたす「アトピー性皮膚炎」や「ぜんそく」。アレルギーは現代社会を悩ます深刻な病気です。こうしたアレルギーは〝免疫〟が暴走することで起きます。

本来、免疫はウイルスや病原菌などの外敵と戦うための仕組みで、免疫細胞（白血球とも言われ、いくつかの種類があります）がつねに全身をパトロールし、敵を見つけては攻撃し、排除してくれています。しかし、白血球が本来は無害な花粉などに過剰反応するようになり、暴走を始めてしまうことがあります。これがアレルギーです。

また、リウマチや多発性硬化症など「自己免疫疾患」と呼ばれる病気も似たような仕組みで起きていて、根治が難しいことから、21世紀の医療に残された最大の課題のひとつとされています。

▼免疫細胞の暴走を止める「Tレグ」も、腸内細菌がカギ

ここ数年、アレルギーや自己免疫疾患の予防・治療に、腸内細菌が重要な役割を果たすことが明らかになってきました。なぜ腸内細菌とアレルギーが関係するのか？　カギとな

るのは免疫細胞の一種、「制御性T細胞（Tレグ）」の働きです。**Tレグは、他の免疫細胞の暴走を抑える〝なだめ役〟をしている特殊な免疫細胞で、アレルギーや自己免疫疾患の根治を可能にする希望の光**として、いま世界中の科学者が争って研究しています。

理化学研究所の大野博司さんは、このTレグが生まれる仕組みを明らかにしました（左の図参照）。〝なだめ役〟のTレグと〝攻撃役〟のT細胞は、もとをたどれば同じ、未熟なT細胞が変化したものです。では、どんなときに未熟なT細胞は、Tレグになるのか？じつは、Tレグへと誘導する役割を果たしていたのは、肥満や糖尿病の項目でも出てきた腸内細菌が作る物質、「短鎖脂肪酸」でした。

マウスに食物繊維が多い食事を与えると、Tレグの数が増加することがあります。大野さんは、食物繊維をエサとする腸内細菌が作る物質が、Tレグを増やすのではないかと考えました。そこで、未熟なT細胞の培養液に腸内細菌が作る物質をひとつずつ入れて調べてみると、短鎖脂肪酸の一種である「酪酸」を入れたときに、Tレグが大きく増えることを発見したのです。詳しく調べると、酪酸が未熟なT細胞に働きかけ、DNAのスイッチを切り替えることで、Tレグへの道を歩ませていることがわかりました。

■腸内細菌によって、"なだめ役"の免疫細胞「Tレグ」が生まれる仕組み

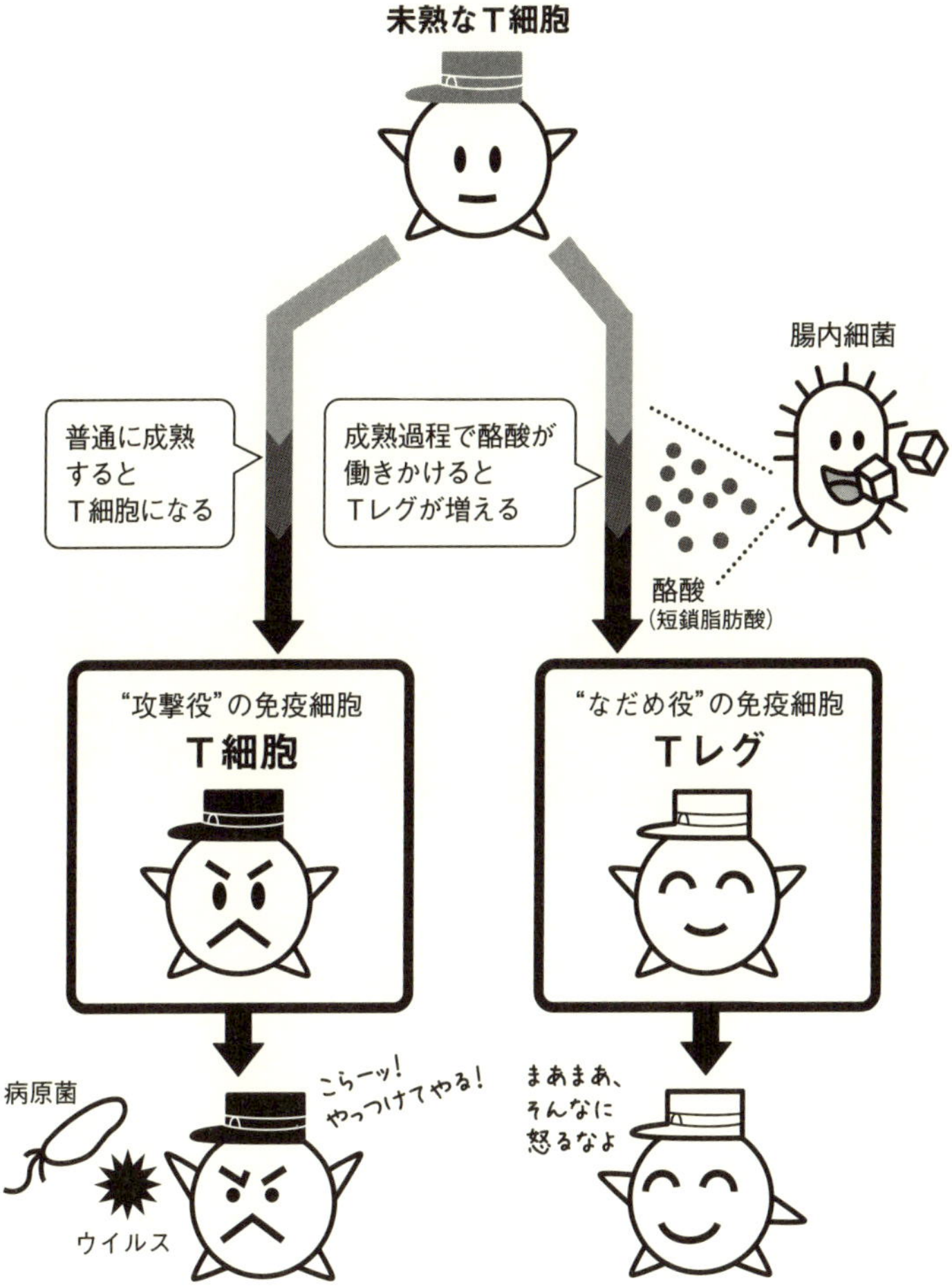
未熟なT細胞
普通に成熟すると T細胞になる
成熟過程で酪酸が働きかけると Tレグが増える
腸内細菌
酪酸 (短鎖脂肪酸)
"攻撃役"の免疫細胞
T細胞
"なだめ役"の免疫細胞
Tレグ
病原菌
ウイルス
こらーッ! やっつけてやる!
まあまあ、そんなに怒るなよ

そもそも腸内細菌も人体にとっては〝部外者〟ですから、免疫細胞から攻撃を受ける立場です。腸内で生きながらえるためには、攻撃を抑える側のTレグが増えたほうが都合がよかったのでしょう。腸内細菌は免疫細胞の〝なだめ役〟を増やして寛容にすることで、自分たちの生存を維持できます。一方、人間の側も免疫の暴走が起こりにくくなって、アレルギーや自己免疫疾患を防ぐことができます。お互いに利益を共有していることになります。

▼「食物繊維＝スジばったもの」ではない

この腸内細菌のパワーを、アレルギーの予防や治療に活かそうとする動きも始まっています。2014年、スイス・ローザンヌ大学の研究チームは、マウスに食物繊維が多い食事を与えると、ぜんそくの原因となるハウスダストへのアレルギー反応が少なくなることを示しました。詳しいメカニズムについては研究中ですが、腸内細菌が作る短鎖脂肪酸が関係していることは間違いないと言われています。

食物繊維が多めの食事をすることで、腸内フローラが出す短鎖脂肪酸が増え、アレルギ

ー予防に役立つとしたら、本当にありがたい話です。なにしろ、肥満・糖尿病予防も一緒にできてしまうのですから!

ところで、ここでひとつ注意点があります。

食物繊維を多めに食べることが、さまざまな面で健康にいいことをご紹介していますが、だからといって、消化しにくい繊維質のものばかり大量に食べると、腸につっかえて便秘になるなど、かえって健康を害してしまう場合があります。こうした症状は、胃腸の動きが悪くなった高齢者に多いといいます。

食物繊維を摂るために、必ずしもスジばったものを食べる必要はありません。一見すると繊維など入っていないような野菜にも食物繊維は入っています。また、小さく切った野菜でも、食物繊維はちゃんと摂ることができます。ついつい「繊維＝スジ」「スジ＝細かく刻まないほうが健康効果がありそう」という考えになりがちですが、そうではないのです。

それに、今回私たちは腸内細菌のエサとして食物繊維を摂ろうとしています。小さな小さな菌たちが食事しやすいように、むしろよく嚙んで、細かくしてから飲み込んであげたほうがいいくらいでしょう。消化に悪いものを食べすぎて、お腹を壊すことがないよう、ぜひ気をつけてください。

▼ヨーグルトはアレルギーに効くのか？

アレルギーと腸内細菌の関係では、「ヨーグルトがアレルギーに効く」という話があり、かなり以前から知られていました。しかし、医師の間では否定的な立場をとる人も多く、その背景には、過去にヨーグルトの効果を示した実験の多くが、54ページで述べた「プラセボ効果」が強く影響する形で行われていたことがあります。しかし最近では、科学的に信頼性が高い方法で行われた実験の結果も、少しずつ出てきています。

ヨーグルトなどに含まれている菌が直接的にアレルギーの予防・改善効果を持っているかどうかは別としても、腸内フローラに対して影響を与え、何らかのいい効果をもたらす可能性は否定できません。

いまアレルギーの辛い症状に悩んでいる人は、腸内フローラを変えることにチャレンジしてみてはいかがでしょうか。

まずは**食事の中に野菜（食物繊維）を少し増やしてみる、そして、ヨーグルトなどについても、摂りすぎをせず、過度な期待をしないという前提であれば生活のなかに取り入れてみる価値は十分にある**と言えるでしょう。

ポイント

- **腸内環境の改善はアレルギー予防につながる**
- **アレルギー改善が期待される細菌たちのエサは食物繊維**

コラム

「時差ボケ」した腸内細菌は、太りやすくなる!?

腸内細菌が「時差ボケ」すると、肥満になりやすくなる。そんな驚きの最新研究が現れました。いったいどういうことでしょうか?

マウスを飼育する部屋は通常、現実の昼夜時間に合わせて12時間交代で明るくなったり暗くなったりするように作られています。しかしある実験で、意図的に時差ボケを引き起こすために、1週間かけて昼夜逆転するようにプログラムされた特別な部屋でマウスを飼育しました。

睡眠リズムが乱れたこの環境でマウスを飼育すること3か月、糞を採取して腸内細菌を調べると、腸内細菌のバランスが変わっていました。バクテロイデーテス門の腸内細菌が全体の44・6%から38・7%に減っていたのです。

そう、85ページのコラムでも登場した、あの細菌。バクテロイデーテスが少ないのは肥満になりやすい腸内フローラの特徴でした。つまり、時差ボケをすると、「肥満フローラ」になってしまうのです。さらに、この細菌は食事が高脂肪食なほど、睡眠の乱れの影響を強く受けることがわかりました。「睡眠の乱れ」に「食事の乱れ」が加わると、バクテロイデーテスは全体の7・5%にまで減ってしまったといいます。

そして、人間の腸内細菌でも、同じことが起こるという報告があります。2014年10月に発表された研究では、アメリカからイスラエル行き(8時間の時差)の飛行機に搭乗した人、ふたりの便を解析しました。旅の前日(時差ボケ前)、移動した次の日(時差ボケ中)、旅の2週間後(時差ボケ後)の3回を比較したところ、時差ボケ中の腸内細菌ではバクテロイデーテスが明らかに減少していました。

この3回分の腸内細菌をマウスに移植すると、時差ボケ中の腸内細菌を与えられたマウスだけが体重増加することもわかりました。

「生活が乱れると太りやすい」「夜更かしすると太る」と言われますが、その原因のひとつは、腸内細菌にあるのかもしれません。まさか、そんなことまで腸内細菌で説明できるとは! 腸内細菌研究のとめどない広がりには、ただただ驚くばかりです。

「腸内フローラ」の真実

7

腸から細菌の毒素が〝漏れる〟と万病のもとになる？

第1章の最後は、「細菌が出す毒素が腸から〝漏れる〟と、それが万病のもとになるかもしれない」という話です。

ここまで、腸内フローラが糖尿病やがんなど、さまざまな病気と関係していることを紹介してきましたが、もしかしたら、その根っこはこれからお話しする〝漏れる腸〟にあるのかもしれません。少し難しい話ですが、現代医学の最先端を行く、いま注目の仮説です。興味のある方はぜひお読みください。

まずは「食中毒」という身近な話から始めたいと思います。

▼健康効果のあるビフィズス菌と、効果のないビフィズス菌

友達と海外旅行に出かけて、現地の料理を食べたあなた。日本では出会えない味に大満足してホテルに帰ってきましたが、その夜、ひどい下痢に見舞われて、トイレにこもりっきりに。同じ物を食べた友達はピンピンしているのに、なんで自分だけ?

こんな経験をされた方はいないでしょうか? お腹を壊しやすい人、壊しにくい人の違いにも、腸内細菌が深く関係しています。

食中毒のニュースでお馴染みの病原性大腸菌O－157を無菌マウスに与えると、腸にひどい炎症が起こり、1週間ほどで死んでしまいます。しかし、マウスにあらかじめ、ある種のビフィズス菌を与えておくと、O－157を飲ませても死ななくなります。ビフィズス菌には食中毒の予防効果があるのです。

でも、面白いことに、同じ〝ビフィズス菌〟であっても、O－157による感染死を予防できる菌と、予防できない菌がいます。

細菌には「種《しゅ》」という分類の下に、「株《かぶ》」というさらに細かい分類があります。人間という「種」も、細かく見れば人種、家系が分かれているのと同じです。O－157による食中毒を防げる「予防株」と、防げない「非予防株」のビフィズス菌がいるのです。いったい、何が違うのでしょうか？

その秘密を調べる研究を行ったのは、アレルギーの項目でも登場した理化学研究所の大野博司さんの研究グループです。まず、予防株を与えたマウスと、非予防株を与えたマウスの腸内で繁殖したO－157の菌数を比べてみましたが、どちらも同じでした。つまり、どちらのビフィズス菌もO－157の繁殖を抑え込むことはできていません。そこで今度はO－157が出す毒素の量を調べてみましたが、これも同じ。予防株は毒素の量を抑え込んでいるわけでもありませんでした。ではいったい何が違うというのでしょうか？ じつは予防株のビフィズス菌は私たちの腸の細胞に働きかけることで、食中毒を予防していたのです。

ビフィズス菌が出す物質のひとつ「酢酸」には、腸の細胞を活性化し、余計なものが体内に入らないよう守る〝バリア機能〟を高める力があることがわかりました。そして、予防株のビフィズス菌を与えられたマウスの腸内では、非予防株を与えられたマウスと比べて、酢酸の量が2倍以上にもなっていました。予防株は、酢酸を作る能力が高い菌で、腸のバリア機能をしっかりさせ、O－157の毒素が血液中に漏れ出さないようにしていたのです。

いわゆる〝善玉菌〟といわれるビフィズス菌にも、「株」という細かいレベルで見ると、健康効果があるものと、ないものがいる。ほんのわずかな腸内細菌の違いが、私たちがお腹を壊すか壊さないかの境目になっていることがあるのです。

さて、腸のバリア機能というキーワードは、食中毒以外の病気にも関わる重要な要素として、注目を集めています。腸内フローラのバランスが乱れると、腸のバリア機能が低下し、腸の中のさまざまなものが血液中に入ってくるようになります。こうした状態を〝漏れる腸〟、英語では〝リーキー・ガット〟と呼びます。

じつはいま、〝漏れる腸〟が重大な慢性病を引き起こす原因になると考えられるようになってきました。

▼糖尿病患者は、血液中に「生きた腸内細菌」がいる？

２０１４年６月、順天堂大学とヤクルト中央研究所の共同研究グループが、衝撃的な研究を発表しました。糖尿病患者の血液中に「生きた腸内細菌」がいた、というのです。

……と言われても、何のことかわからなくても当然です。

まず、血液中に腸内細菌がいるのは、いいことか、悪いことか、どちらでしょう？

これは、基本的に悪いことです。血液中に生きた細菌がたくさんいたら「敗血症」という危険な状態に陥り、死に直結します。ただ、今回見つかった細菌の量は、敗血症を起こすほどのものではありません。この研究は、ヤクルト中央研究所が開発した、ごくわずかな細菌でも検出できる装置を使って行われました。この装置を使うと、糖尿病でない人でも50人中2人の血液から生きた細菌が見つかりました。

しかし、糖尿病患者では、その数がなんと7倍。50人中14人にものぼったというのです。これは明らかに何かよくないことが起きているとしか考えられません。

通常、腸内細菌は腸の壁にブロックされ、血液中に入ることはできません。しかし、腸のバリア機能が衰えて〝漏れる腸〟になると、細菌が入ってしまうと考えられます。そして、たとえわずかとはいえども、細菌の侵入を許してしまうような〝漏れる腸〟は、糖尿病を悪化させる大きな要因になっている可能性があるのです。

そのことを理解するためには、糖尿病の仕組みについて、もう少し深く知る必要があります。

糖尿病は単に「すい臓が悪くなる病気」ではありません。そもそもは体全体でインスリンの働きが悪くなることが原因になっています。では、インスリンの働きが悪くなる原因は何なのか? それは「全身の炎症」のせいだと考えられるようになってきました。

炎症とは、人体の中で起きる〝戦闘状態〟のようなもの。たとえば、けがをした傷口に

有害物質
真菌 細菌

■"漏れる腸"と糖尿病の関係

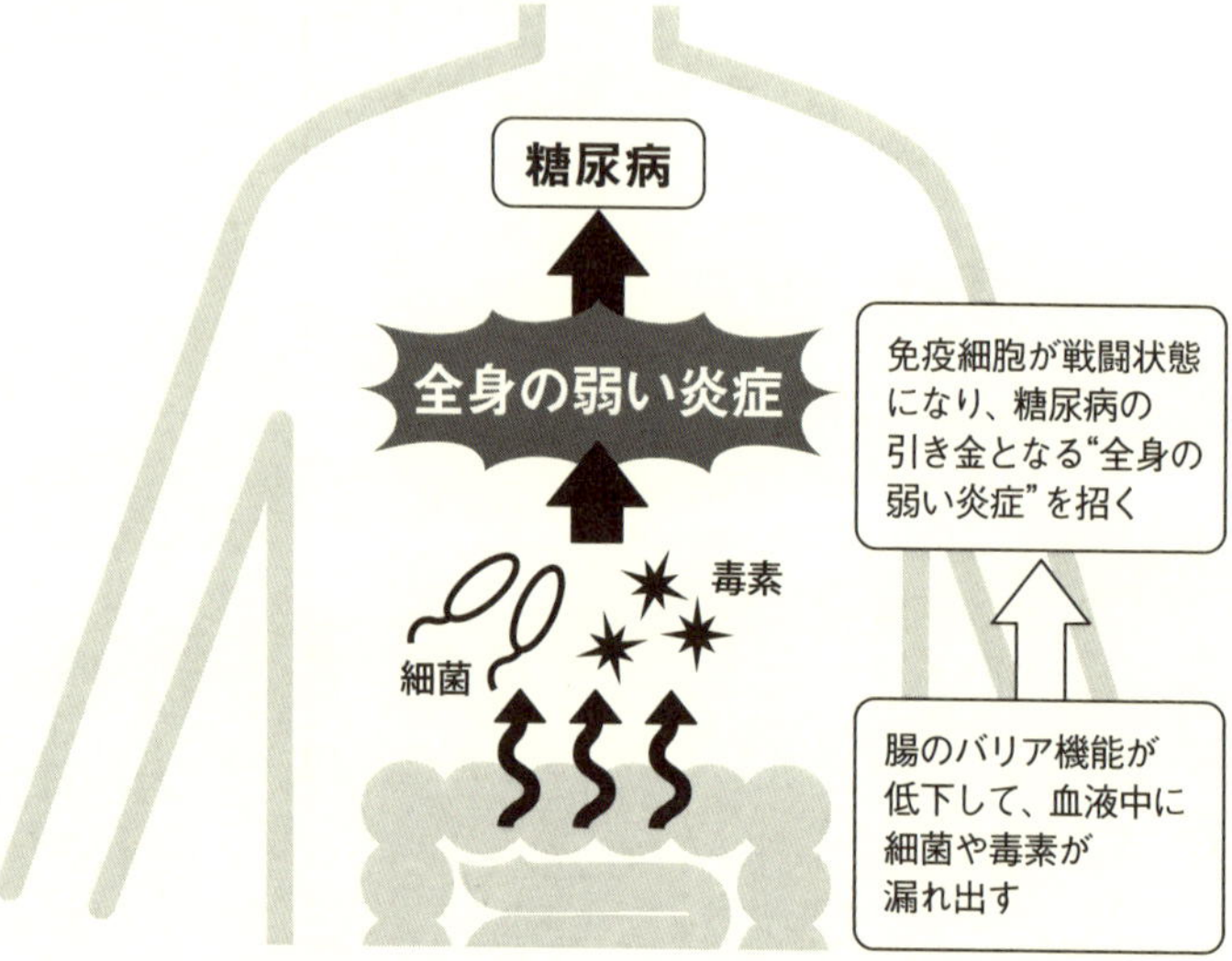
糖尿病
全身の弱い炎症
免疫細胞が戦闘状態になり、糖尿病の引き金となる"全身の弱い炎症"を招く
毒素
細菌
腸のバリア機能が低下して、血液中に細菌や毒素が漏れ出す

悪い菌が入ると、その周囲が菌との〝戦闘状態〟になって赤く腫れますが、あれも「炎症」です。じつは、糖尿病の患者は、全身の血管が弱い炎症状態になっていることがわかってきました。炎症を起こしている周囲の細胞では、インスリンがうまく働かない状態になります。そのため、全身の炎症は糖尿病の引き金となるのです。

42ページで糖尿病について説明した際、脂肪細胞が肥大化するとさまざまな有害物質を出して糖尿病を引き起こす、という話をしましたが、その有害物質とは、炎症を助長する物質のことでした。

そして、全身の炎症状態を招くのは、肥大化した脂肪細胞だけではありません。外敵である細菌も、当然炎症を引き起こします。糖尿病患者は、血液中のLPSという物質の濃度が高いことが報告されています。LPSは腸内細菌が出す毒素の一種です。腸のバリア機能が衰えると、こうした毒素が血液中に〝漏れ出して〟くるのです（右の図参照）。

腸内細菌が出す毒素が全身の血管を弱い炎症状態に導き、糖尿病の引き金となる。これが最新の研究で見えてきた仮説です。

順天堂大学のグループの研究は、※糖尿病患者の腸では〝菌の毒素〟だけでなく、〝生きた菌〟までもが侵入してくることを発見しました。生きた菌が全身の炎症をさらに悪化させる可能性は十分にあります。

▼腸のバリア機能を高めるのも、あの「短鎖脂肪酸」だった

では、糖尿病の患者は、なぜ腸のバリア機能が低下してしまったのでしょうか？　そして、バリア機能を元に戻すには、どうしたらいいのでしょうか？　そこで重要になるのも、腸内細菌です。

食中毒の話で、腸内細菌が出す「酢酸」に、腸のバリア機能を高める力があることをご紹介しました。酢酸は前述のとおり、短鎖脂肪酸の一種です。

じつは、私たちの腸壁の細胞は、腸内細菌が出す「短鎖脂肪酸」をエネルギー源にしています。腸内フローラのバランスが乱れて、「短鎖脂肪酸」の生産量が減ると、腸の細胞が活力を失ってバリア機能が低下してしまうのです。「短鎖脂肪酸」は、すでに肥満、糖尿病、アレルギーのところで登場した物質ですが、さらにもうひとつ、まったく別のメカニズムでも糖尿病と関係していた、ということになります。

こうしてありとあらゆる話が短鎖脂肪酸に結びついてくるのは何とも不思議な話です。「本当なのか？」という疑問すらわいてきますが、その答えはこの節の最後で少し述べたいと思います。それにしても、すべての解決策がひとつにまとめられるのは、シンプルでとてもうれしいことです。

腸のバリア機能を回復するにはどうすればいいのか？　短鎖脂肪酸を増やす「食物繊維が多めの食生活」をすればいいのです。逆に、高脂肪食に偏った食生活をしている人は、血液中のＬＰＳ濃度が高いこともわかっています。**〝漏れる腸〟になりたくなければ、偏った食生活はやめなければいけません。**

ただし、ここでひとつ注意していただきたいことがあります。日本人の高齢者では、「たんぱく質の不足」が大問題となっています。年をとるにしたがって、脂っこいものが苦手になり、極端に肉が少ない食生活を送る人が増えています。たんぱく質の不足が続くと、筋力が低下し、寝たきりの原因になります。

「食物繊維が多め、肉や魚も適量を摂る」というバランスのとれた食生活がいいことを、改めて強調したいと思います。

▼腸から菌が漏れると、「動脈硬化」や「がん」になりやすい体になる

さて、直前の内容をもう一度整理してみましょう。

腸内フローラのバランスが乱れると、腸の細胞が活力を失い、腸のバリア機能が低下します。すると、〝漏れる腸〟になって、血液中に「菌の毒素」や「生きた菌」までもが漏れ出してしまい、その結果、「全身の弱い炎症」が起きる、という流れでした。

じつは、全身の炎症は「糖尿病」だけでなく、その他の重大な病気を起こりやすくする

と考えられています。それは、「動脈硬化」と「がん」です。

心臓病や脳卒中の原因となる「動脈硬化」は、血管の壁にコレステロールがたまってしまった状態、という説明をどこかで聞いたことがあると思います。これは基本的には正しいのですが、一般向けにかなり単純化されています。

動脈硬化した血管の中にたまっているものの大部分はコレステロールではなく、〝白血球の死骸〟だからです。動脈硬化の仕組みをやや詳しく見てみましょう（左の図参照）。

いわゆる悪玉のLDLコレステロールが血管の壁にたまると、白血球の一種であるマクロファージが集まってきて、食べはじめます。異物であるLDLコレステロールを排除しようとするのです。しかし、マクロファージはコレステロールを消化することができません。どんどんため込み、最後には死んでしまいます。こうしたマクロファージの死骸がたまることで、血管の壁が分厚く盛り上がってしまうのです。

よかれと思ってがんばったマクロファージたちが、悪い結果をもたらしてしまう裏腹な話、NHK「ためしてガッテン」をご覧の皆さんはお馴染みだと思います。つまり、マクロファージが集まってきて、余計なことをしなければ、動脈硬化は悪化しないのです。い

■動脈硬化の仕組み

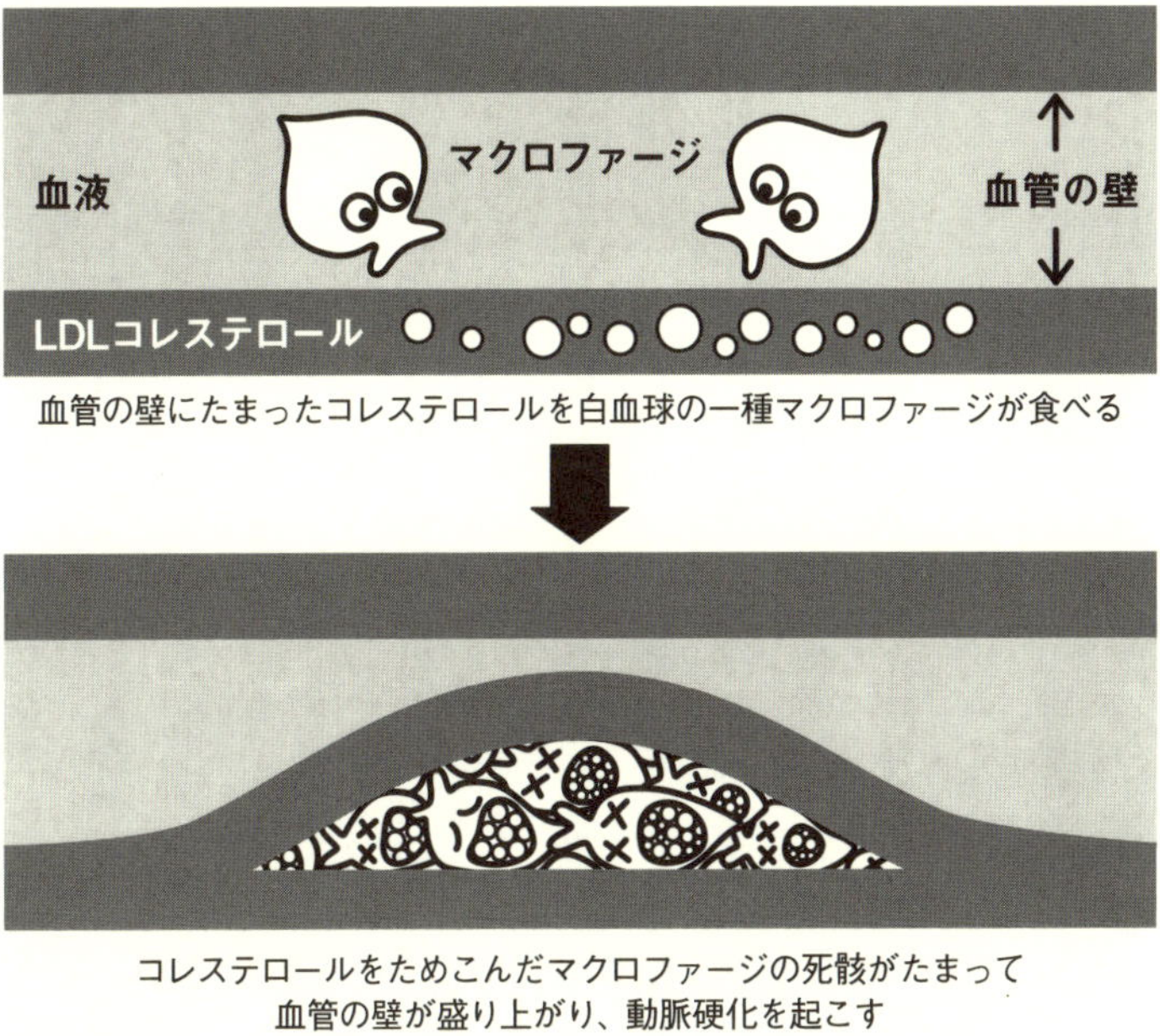

血管の壁にたまったコレステロールを白血球の一種マクロファージが食べる
コレステロールをためこんだマクロファージの死骸がたまって
血管の壁が盛り上がり、動脈硬化を起こす

ったいなぜ、集まってくるのでしょうか？ そこに「全身の弱い炎症」が関係してきます。

マクロファージを含む白血球たちは、〝戦闘状態〟に入ると仲間を呼び寄せる物質を出します。「炎症性サイトカイン」と呼ばれる物質です。マクロファージが集まってくるのは、「炎症」なのです。現在、動脈硬化の研究者の多くが、「動脈硬化とは、血管の炎症状態である」と考えています。これは、腸内細菌の研究ブームとはまったく関係なく、動脈硬化の仕組みを理解し、予防・治療したいと考えた研究者たちが、独自に行き着いていた考え方です。

動脈硬化が血管の炎症だとすれば、糖尿病と根っこの部分でかなり深いつながりを持っていることになります。そして、それが腸内細菌と関係している可能性が考えられるようになってきました。

白血球の視点に立って、少し想像してみましょう。腸のバリア機能が低下した人の体の中を思い浮かべてください。

血液中には、腸から漏れ出してきた〝菌の毒素〟や〝生きた菌〟がただよっていて、白血球たちはつねに戦闘状態におかれています。全身の弱い炎症状態、いわば白血球たちが〝イライラしている〟状態です。そのとき、1匹のマクロファージが血管の壁にLDLコレステロールを見つけ、攻撃を開始しました。

もともと〝イライラしていた〟マクロファージは、必要以上に炎症性サイトカインを出して仲間を呼び寄せようとします。周囲にいたマクロファージたちもこれに反応して攻撃を開始、さらに炎症性サイトカインをまき散らします。あっという間に大量のマクロファージが集まり、もはや暴走が止まりません。消化することができないコレステロールを食べ続けたマクロファージの死骸が血管の壁の中にたまり続けます。
こうして、ついには「動脈硬化」が起きてしまいました……。

このストーリーはかなり単純化していますし、すべての動脈硬化にあてはまるわけではありませんが、全身が炎症状態にあることが動脈硬化を起こしやすくしてしまうことには、納得がいくのではないでしょうか。

そして、「がん」に関しても、似たようなことが言えます。炎症状態が続くと「がん」になりやすくなるからです。肝炎が悪化すると肝臓がんに発展します。ピロリ菌が原因と言われる胃がんも、まずは胃炎が起こることからです。

ある種の炎症性サイトカインは、がんを促進する効果が確かめられています。「全身の弱い炎症」で、白血球が必要以上の炎症性サイトカインを出している状態は、さまざまな病気につながる危険な状態だと言えます。

そんな状態になってしまう原因をたどっていくと、〝漏れる腸〟であり、さらに、その原因は腸内フローラが乱れて短鎖脂肪酸の生産量が減ったことにある、ということになるのです。

▼短鎖脂肪酸は万能薬か？

本書では、「短鎖脂肪酸」がたびたび登場しています。肥満に関する研究では〝天然のやせ薬〟としての働きを紹介しました。糖尿病を改善するインクレチンの分泌を増やす効果もありますし、アレルギーを抑えるTレグを増やすのも短鎖脂肪酸の一種「酪酸」でした。そして、腸のバリア機能を高めて食中毒を防いだり、全身の炎症を予防するのも、短鎖脂肪酸です。

こうして見てくると、短鎖脂肪酸が万能薬のように思えてきます。しかし、本当にそうなのでしょうか？

たしかに、短鎖脂肪酸が非常に重要な物質であることは間違いありませんが、やはり、それだけですべてを語るのは単純すぎるようです。

腸内フローラと人体の関係は、数百種類、１００兆以上もの腸内細菌と、60兆の人間の細胞が絡み合った、複雑な相互作用です。その複雑さは、まだまだ現代科学の解析の能力を超えていて、今はただ、たまたま見つけた短鎖脂肪酸という最初のとっかかりを頼りにして研究を進めているだけなのかもしれません。

このことについては、第3章、第4章と読み進めていただくうちに、次第に明らかになってくることと思います。

ポイント

- **腸のバリア機能が弱くなると、糖尿病やがんになりやすくなる**
- **バリアを守っているのは、腸内細菌が作る「短鎖脂肪酸」**

第1章のまとめ

腸内フローラは「新たな臓器」である！

さて、ここまで腸内フローラとさまざまな病気の関係を見てきました。

腸内フローラの細菌たちは、さまざまな物質を作り出し、全身に影響を与えています。その様子を表す言葉として、科学者たちの間でよく使われているのが「腸内フローラは臓器だ」という表現です。

臓器は言うまでもなく、私たちの体の一部。腸内フローラは、臓器と同様に私たちの体の中で必要不可欠の存在であるという意味です。しかも、その臓器の役割はひとつではなく、じつにさまざまな仕事をしています。

今まで人類は、腸内フローラという重要な臓器を見逃したままで、人体の仕組みを考えていました。「新しい臓器」がひとつ見つかったと思えば、医療のあらゆる分野で新発見が続いていることも当たり前と言えるでしょう。

ＮＨＫスペシャルでスタジオ出演した慶應義塾大学医学部教授の伊藤裕さんは、「腸内フローラの研究には、われわれの医学を次のステージに押し上げる力がある」と言いました。腸内フローラはまさに医療に革命をもたらしはじめているのです。

また、伊藤さんはこうも言います。

「腸内細菌を使った治療は、今までの薬よりも、優しく、穏やかに効く可能性がある」

現在、私たちはさまざまな化学物質を合成して薬を作っていますが、副作用を避けて通ることはできません。しかし、腸内フローラに働きかけ、細菌たちの力を借りて健康になる方法は、本来私たちの体に備わっている力を引き出すものであり、副作用が少ないのではないかと期待されています。

腸内フローラ次第で、太りやすい、太りにくいが変わったり、お肌の老化の速さが決まったり、さらには「がんのかかりやすさ」といったものにまで影響を与えることがわかりました。私たちが今まで〝個性〟と呼んでいたもののなかには、じつは〝腸内フローラの個性〟が含まれていたことになります。

これは、とてもうれしい情報です。個性を決めているのが「遺伝子」であれば変えることは難しいですが、腸内フローラであれば、変えていける可能性があるからです。

いま世界中で研究が続けられ、その成果は着実に私たちの元へ届きつつあります。

腸内フローラを知ることで切り拓かれる、医療のフロンティア。その出発点に人類は立っています。

第2章

「腸内フローラ」で、心を守る！　脳を助ける！

「腸内フローラ」の真実

8

あなたの性格はあなたの腸内フローラが決めている？

ここまで、腸内フローラが全身のさまざまな病気と関わっていることをお伝えしてきました。第2章では、人体の聖域とも言われる「脳」への関わりについてお話しします。腸の中の細菌たちが「脳」に影響するなんて、にわかには信じられない方もいるでしょう。しかし、腸内細菌が記憶力や判断力などの脳機能に影響したり、ストレスの感じ方を変えたり、性格にまで影響を与えることが、さまざまな実験で確かめられつつあります。そして、実際に腸内フローラを変化させることで、うつ病などの病気を治療しようという臨床試験も始まりました。

腸内フローラは本当に脳に影響するのか？ いったいどうやって？

まずは研究が始まったきっかけから見ていきましょう。

▼日本人医師が発見して世界から注目された、脳と腸内細菌の深い関係

脳と腸内細菌の関係が世界で注目されるきっかけを作ったのは、ある日本人医師の発見でした。

まだ腸内細菌がこれほど話題になる前、1990年代のことです。九州大学心療内科教

授の須藤信行さんは、日々患者と向き合うかたわら、マウスを使って脳の基本的な仕組みについて研究をしていました。

ある日、実験施設で飼育している無菌マウスを見ていたときのことです。須藤さんはマウスの行動が少しおかしいことに気がつきました。どの無菌マウスも落ち着きがなく、わずかな物音にも過剰な警戒心を持つ傾向がありました。普通のマウスと比べると、その違いは明らかでした。

「無菌マウスのこの特徴は、腸内に細菌がいないからではないか」

そう思った須藤さんは、無菌マウスに普通のマウスの腸内細菌を移植して、腸に細菌を住み着かせる実験を行いました。すると、マウスに変化が現れました。過剰な警戒心が収まり、落ち着きを見せたのです。

なんとも不思議な現象に驚いた須藤さん。その仕組みを解明しようと、自分の専門である「ストレス」に着目して調べはじめました。普通のマウスと無菌マウスに軽いストレスを与えたところ、無菌マウスの体内ではストレスホルモンという物質が過剰に分泌されることがわかりました。ストレスホルモンが過剰になるということは、ストレスに敏感になっているということです。一方、腸内細菌を移植したマウスでは、ストレスホルモンが過剰に分泌されることはなくなりました。

腸の中に細菌がいるのといないのとで、なぜストレスの感じ方が変わるのでしょうか? その謎を解くカギは「脳の発達過程」にありました。

生まれたばかりの赤ちゃんは、音や光などの刺激に対して非常に敏感ですが、成長するにつれて脳が〝学習〟し、いちいち反応しないで済むようになっていきます。私たちも脳の発達のおかげで、ストレスを必要以上に感じないで済んでいると言えます。

ところが、脳が発達する過程で障害が起きると〝学習〟せずに成長してしまうため、刺激に対して過敏に反応して、大きなストレスを感じやすい状態が続きます。だとすると、ストレスを過剰に感じている無菌マウスは、脳が正常に発達していない可能性があるのです。

須藤さんがそう考えたのには、理由があります。じつは、腸内細菌を与えてストレスが減ったのは、成長過程にある子どものマウスだけだったのです。大人の無菌マウスに細菌を与えても、ストレスが減ることはありませんでした。須藤さんは、大人のマウスはすでに脳の発達が終わっているために、腸内細菌を与えても変化が見られなかったのではないかと推測しています。つまり、腸内細菌は脳が発達していく段階で、なにか重要な役割を果たしていると考えられるのです。

もしそうだとすれば、すごい発見です。**「マウスの脳は腸内細菌なしには正常に発達できない」**ということになるからです。

よそ者である腸内細菌が、行動を司る中枢である「脳」の発達に深く関係しているかもしれない。この驚くべき発見に、世界中の科学者が興味を持ち、多くの研究が行われるようになりました。須藤さんの研究は、それまで考えられもしなかった「脳と腸内細菌の関係」に、初めてスポットライトを当てたのです。

さて、腸内細菌が脳の発達に影響を与えるとしたら、それはいったいどういう仕組みなのでしょうか？　そして、人間の脳の発達にも腸内細菌が関わっているのでしょうか？

こうした疑問を解き明かすために、今まさに研究が行われている最中ですが、多くの科学者は、「脳と腸内細菌の関係」は想像をはるかに超えて親密なものであると考えています。このあと、最新研究を見ていくなかで、腸内細菌が脳に影響を与えるメカニズムのいくつかをご紹介し、人間の場合にも当てはまるのか、考えてみたいと思います。

▼腸内細菌なしでも、動物は生きられるけれど……

その前に、細菌学の歴史を少し振り返ってみたいと思います。科学者たちの細菌の見方は時代とともに変化してきました。じつは、須藤さんの研究は、細菌学の歴史のなかでも大きなターニングポイントになるものでした。

〝細菌学の父〟と言われるパスツールは、19世紀中ごろにこんなことを言いました。

「腸内細菌はきっと動物にとって重要な役割を果たしている。私たち動物は、腸内細菌なしには生きていけないはずだ」

さすが先見の明をもった科学者です。腸内細菌の重要性に早くから気づいていました。

ところが、細菌にとって分の悪い発見がそのころ相次ぎました。

コレラ菌やペスト菌、赤痢菌などが発見されたのです。私たちを助けるどころか、病気を引き起こし、命を奪う病原菌です。それまでの長い歴史のなかで人類を苦しめてきた病気の原因が細菌だったことがわかり、多くの細菌学者はこうした病原菌の研究に力を注ぎました。

そして、「細菌は排除すべき」という風潮が強くなり、それに応えるように、細菌を殺す抗生物質が次々と開発され、世の中で広く使われるようになりました。抗生物質が数えきれないほどの命を救い、人類の寿命を大幅に延ばしたことは、医学の歴史に残る金字塔です。

一方、それと同じころ、技術の進歩によって、まったく菌がいない無菌の空間を作れるようになりました。すると、病気を引き起こすような菌を一切排除した無菌状態で動物を育ててみようという科学者が出てきます。

無菌空間の中で、マウスの赤ちゃんを帝王切開で取り出せば「無菌マウス」が生まれます。さらに、エサや水も完全に除菌したものを用意し、空気中に飛んでいる細菌が侵入しないような方法で飼育します。長年の研究の末、ついにマウスを無菌状態に保つ方法が確立されました。すると意外なことに、無菌のマウスは、普通のマウスよりも長く生きることがわかりました。

これらのことから細菌がいないほうが寿命が延びることがわかり、偉大なパスツールの「動物は腸内細菌なしには生きていけない」という仮説は否定されてしまいました。そしてその後、長年の間、腸内細菌は動物の腸内に勝手に住み着いているものと考えられ、あまり研究されてこなかったのです。

そうした状況を変えるきっかけのひとつになったのが、須藤さんの研究です。マウスの脳は腸内細菌なしには正常に発達できないことが明らかになり、一度は否定されたパスツールの説が、再び意味を持ちはじめたとも言えます。

パスツールの言葉はこう言いかえれば正しいのかもしれません。

「動物は腸内細菌なしには健康に生きていけない」

▼あなたの性格を決めているのは腸内フローラかも？

須藤さんの論文が発表されてから、世界中で「脳と腸内細菌の関係」が次々と研究されるようになりましたが、そのなかから、衝撃的な最新研究をひとつご紹介します。

腸内フローラが「性格」を左右していると言ったら、皆さんは信じるでしょうか？

荒唐無稽にも聞こえるその研究を発表したのは、カナダ・マクマスター大学准教授のプレミシル・ベルチックさんです。真偽を本人に直接確かめるため、取材班はカナダ東部のハミルトンという街に向かいました。

マクマスター大学はカナダで5本の指に入る名門大学です。研究室で待つ私たちの前に少し遅れて現れたのは、白衣を来た背の高い男性。世界各地から講演依頼が寄せられる、注目の若き医師です。この日も、ヨーロッパの学会から帰国したばかりでした。

ベルチック博士の実験をごく簡潔に説明すると、**「マウスの腸内細菌を入れ替えたら、性格が変わった」**ということになります。ここでは番組で省略した部分も含めて、詳しく紹介したいと思います。


まず、マウスの「性格」についてお話しします。ひとくちにマウスと言っても、たくさんの種類がいるのをご存じでしょうか。実験で使われるマウスは、世界中のさまざまな研究所で繁殖をくり返して受け継がれているため、それぞれ異なる特徴があります。これをマウスの「系統」と呼びます。毛が白い系統もあれば、黒い系統もありますし、体が大きいもの、小さいもの、あるいは見た目はそっくりでも、まったく別の系統ということもあります。

マウスの系統は現在400種類以上あり、実験の目的に合わせて選ばれています。同じ系統であれば遺伝子がほぼ同じであるため、科学的な実験を行いやすいのです。

そして、系統によって「性格」が違います。犬で言うと、チワワは繊細で、ブルドッグはマイペースといった特徴があるのと同様に、マウスにも〝臆病な性格の系統〟と〝活発な性格の系統〟があります。


さて、ここからがベルチックさんの実験です。

マウスの性格を調べるために、ベルチックさんはステップダウンという実験を行いました。高さ5センチの丸い台の上にマウスを乗せ、降りるまでの時間を計るというシンプルな実験です。臆病な系統のマウス（以後、臆病マウス）は、台から一歩足を踏み出してはまた戻ることを繰り返し、なかなか台から降りません。一方、活発な系統のマウス（以後、活発マウス）は、すぐに台から降りて周りを探索しはじめます。台の上にとどまる時間で警戒心の強さを計ることができるのです。

ベルチックさんは、この実験をカメラの前で実演してくれました。たしかに、臆病マウスはなかなか台から降りず、5分経っても動きません。一方、活発マウスは、17秒で台から降りてしまいました。

何度か実験を繰り返してもらいましたが、その差は歴然です。マウスでも、これほど性格が違うものかと、私たちは驚かされました。

このように系統によってマウスの性格が異なるのは、代々受け継がれてきた遺伝子の違いによるものだと考えられていました。しかし、ベルチックさんは、もうひとつの要素に注目しました。そう、「腸内フローラ」です。

ベルチックさんが活発マウスと臆病マウス、ふたつの系統の腸内フローラを調べてみると、大きく異なっていることがわかりました。これがマウスの性格と関係しているのではないかと考えたのです（以降、それぞれの腸内フローラを「活発フローラ」と「臆病フローラ」と呼びます）。

そして、2種類のマウスの腸内フローラを入れ替えるという大胆な実験を思いつきました。

▼性格の違うマウスの腸内フローラを入れ替える方法とは？

腸内フローラを入れ替えるという作業は、簡単ではありません。いったいどうやったのか、詳しく知りたい方のために左の図を使ってご説明します（詳しく知らなくてもいいと思

■2種類のマウスの腸内フローラを“入れ替える”方法

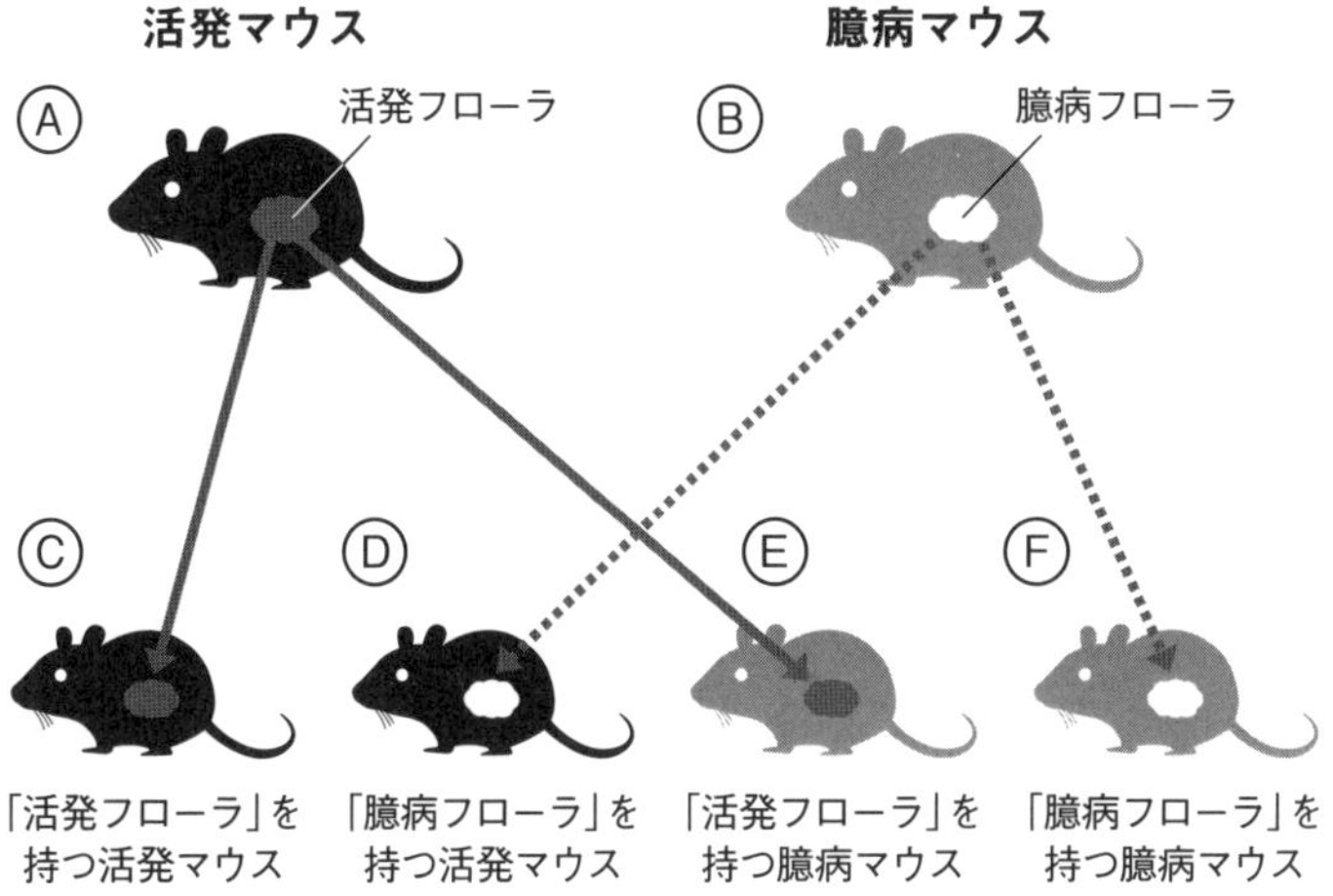

ったら、この項目は読み飛ばしても問題ありません。非常にややこしい話なのです)。

まず、普通の環境で育てた活発マウスⒶと臆病マウスⒷから便を取り、活発フローラと臆病フローラを手に入れます。そして、活発フローラを無菌の活発マウスと臆病マウスに移植すると、活発フローラを持つ活発マウスⒸと、活発フローラを持つ臆病マウスⒺが作れます。臆病フローラも同じように、それぞれの無菌マウスに移植して、臆病フローラを持つ活発マウスⒹと、臆病フローラを持つ臆病マウスⒻを作ります。

実験で使うのは、

・活発フローラを持つ活発マウスⒸ
・臆病フローラを持つ活発マウスⒹ

■腸内フローラを入れ替えると、台にとどまる時間はどう変化したか

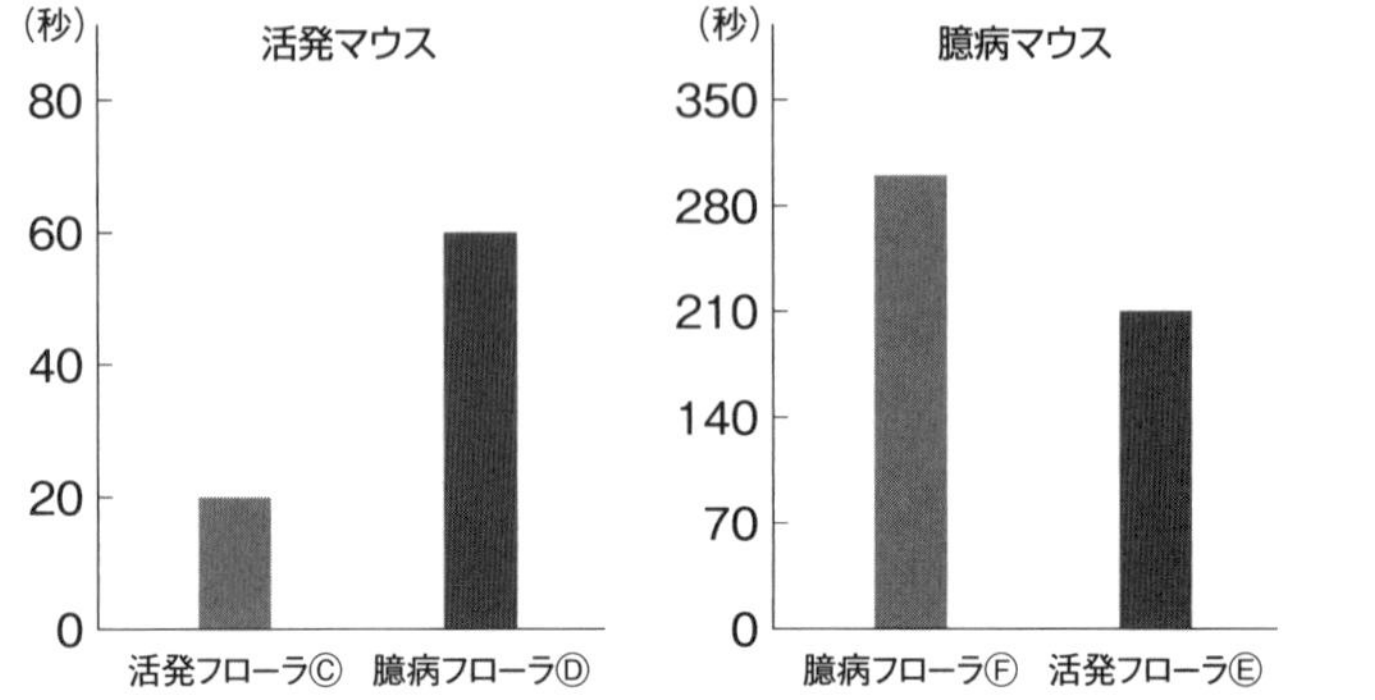

出典:Bercik et al. GASTROENTEROLOGY 2011

・活発フローラを持つ臆病マウスⒺ
・臆病フローラを持つ臆病マウスⒻ

の4種類のマウスです。このなかで、実験結果を比較するのは、ⒸとⒹの活発マウス、そして、ⒺとⒻの臆病マウスです。

とてもややこしい手順ですが、ここまでやらなければいけないのは、科学の実験において「何と何を比較するか」が非常に重要だからです。腸内フローラを移植する前後だけで比較してしまったら、単に移植したことによる影響が結果にあらわれてしまう可能性があります。調べたいことの影響だけを見るためには対照となる実験が欠かせないのです。

▼腸内フローラを入れ替えると性格が変わる

さて、こうして腸内フローラを与えてから3週間飼育した後、ステップダウン実験を行うと、驚きの結果となりました（右のグラフ参照）。

活発マウスでは、活発フローラを持つⒸよりも臆病フローラを持つⒹのほうが警戒心が高く、台の上にとどまる時間が長かったのです。そして臆病マウスでは、臆病フローラを持つⒻよりも活発フローラを持ったⒺのほうが警戒心が低く、台から早く降りました。

つまりこの実験により、**マウスが活発だったり、臆病だったりするのは、遺伝子だけではなく、腸内細菌の影響も受けていることが明らかになりました。腸内フローラは「性格」を左右する。**これが実験の全貌です。

ベルチックさん自身も、この結果には大変驚いたそうです。

「びっくりして、何度も実験を繰り返したよ。あまりにもできすぎた話で、別の人に頼んで、本当に同じことが起きるかどうか確かめてもらうまでは、自分でも信じられなかったよ」

当時を振り返ってそう話してくれました。

それにしても、腸内フローラを変えると性格や行動まで変わってしまうとは、衝撃的な話です。

かつて、「生物は遺伝子の乗り物にすぎない」と言った生物学者がいました。近ごろでは、「その乗り物の操縦席に座っているのは細菌だ」と言う人まで出てきています。

はたして、私たちは、細菌の乗り物なのでしょうか……？

さて、ここまで脳と腸内フローラの関係を示す、重大な発見をご紹介しました。ここからは、腸内細菌がどんなメカニズムで脳に影響を及ぼすのか、そして、それは人間にも当てはまるのかを探っていきたいと思います。

ポイント

- 腸内細菌がいないと、脳は正常に発達できない
- 腸内フローラしだいで、性格が変わる

「腸内フローラ」の真実

9

腸内細菌が脳に〝話しかける〟ことで、うつ症状が改善する？

腸の中にいる細菌は、どうやって脳に影響を与えるのか？　ここではそのメカニズムをご紹介しつつ、うつ病と腸内細菌の話をしたいと思います。

メカニズムのカギは「神経」です。私たちの体には腸と脳をつなぐ〝直通回線〟とも言うべき、特別な神経が備わっているのです。

まずはその〝回線〟の研究をしているアイルランド・コークカレッジ大学教授のジョン・クライアンさんとテッド・ディナンさんに登場してもらいましょう。

▼腸内細菌で記憶力がアップする!?

コークカレッジ大学は、世界でも有数の腸内細菌専門の研究施設を持つ大学です。酪農国のアイルランドでは、チーズやヨーグルトなどの発酵食品が食文化に根づいており、体にいい働きをする腸内細菌を含んだ食品、いわゆるプロバイオティクスの研究が古くから盛んでした。腸内細菌研究が大きな潮流となりはじめた今では、世界から数多くの科学者が集まり、研究の一大拠点になっています。

脳科学者であるクライアンさんと、精神科医のディナンさんは、10年以上前から共同研究を続けています。いち早く脳と腸内細菌の関係に着目し、マウスを使った実験で数多くの成果を出してきました。そして現在は、人間を対象として「脳の機能と腸内細菌の関係」を探る研究を始めています。

研究している脳の機能を具体的にいうと、記憶力、集中力、認知能力などです。じつはマウスの実験では、これらの機能と腸内細菌が関係していることがわかりはじめています。実験の参加者たちには、ビフィドバクテリウム・ロンガムという細菌が入った粉末を1日1回飲んでもらい、さまざまな脳機能の変化を調べていきます。

脳機能の測り方は、いかにも現代的です。タブレット端末を使ってまるでゲームのようにさまざまなテストを行います。たくさんの図形の位置を覚えて当てる記憶力のテスト、次々と表示される数字の中から、あらかじめ決められた組み合わせを見つける集中力のテスト、一瞬だけ表示される顔写真から表情を読み取る認知能力のテストなどです。また、脳波の測定も行われ、脳の中でどんな変化が起きているのかも調べています。

実験の結果はまだ出ていませんが、もし腸内細菌で記憶力や集中力が上げられるとしたら、受験勉強に励む学生や、物忘れが増えてきた中高年にとっては朗報です。でも、本当にあり得る話なのでしょうか?

そんな実験が成功するわけがない、と思う方もいるかもしれませんが、クライアンさんとディナンさんは真剣そのものです。

「腸内細菌が脳機能を高める」などという奇抜な話に、科学者たちがこぞって取り組んでいるのにはワケがあります。そもそも脳と腸が関係していることは、古くから医療の現場で知られていました。「脳腸相関」と呼ばれていて、たとえば、脳がストレスを抱えると下痢や便秘になったり、逆に、腸の調子が悪いと不安やうつ症状を引き起こします。こうした腸と脳の病気は、連動して起こることがとても多いことがわかっていました。そして、じつはそこに腸内細菌も密接に関係していることが明らかになってきたのです。

そのメカニズムとして浮かび上がってきたのが、腸と脳をつなぐ、ある特別な「神経」です。

▼脳の原点は腸にあった！

人間の脳は１０００億個の神経細胞がネットワークを作り、電気信号をやりとりすることで、記憶したり、考えたりしています。

一方、腸にも神経細胞があり、腸管の周りをびっしりと覆うネットワークを作っています。「腸管神経系」と呼ばれ、人体の中では脳に次いで2番目に神経細胞が集中している臓器です。腸管神経系の神経細胞の数はおよそ1億個。イヌの脳とほぼ同じです。イヌが賢い動物であることは皆さんもご存じのとおり。その脳と同じ数の神経細胞が私たちのお腹の中にあると考えると少し不思議な気持ちになります。もしかして、腸は〝考えている〟のでしょうか？

生物の進化の歴史を考えると、腸が〝考えている〟としても少しもおかしくありません。

というのも、そもそも脳の原点は腸だったと言われているからです。

少しだけ生物の進化を振り返ってみましょう。

地球に背骨を持つ動物である脊椎《せきつい》動物が現れるもっと以前、私たちの祖先はクラゲのような生きものでした。腔腸《こうちょう》動物と呼ばれ、食べ物を取り込む口と排泄物の出口がひとつになった巾着袋のような体です。

このころ、まだ脳はありませんが、腸の周囲には神経が張り巡らされていて、口から物が入ってきたら食べ物かどうかを判断して消化の指令を出し、吸収が終われば排泄するなど、腸が行うべき一連の動きを司っていました。

この神経系が次第に発達していき、いつしか分離して、全身を制御するようになったのが「脳」だと言われています。腸は「第2の脳」と呼ばれることがありますが、進化の過程を考えれば「第1の脳」と呼んだほうがいいのかもしれません。

▼腸内細菌と脳をつなぐ特別なルート

いわば親子関係ともいえる、腸と脳。このふたつの臓器はある特別な神経を介してつながっています。通常、脳と全身は背骨の中を通る「脊髄」を通してつながっていますが、腸にはこのルートとは別の〝直通回線〟があるのです。それは「迷走神経」と呼ばれる神経です。

迷走神経はいわゆる自律神経の一種で、普段私たちの意識にのぼらないところで、体のさまざまな機能を調整しています。とくに気分や感情に強い作用を及ぼしています。その実例が、うつ病患者の治療に使われる「迷走神経刺激療法」です。手術によって鎖骨の奥に電極を埋め込み、人為的に迷走神経を刺激することで落ち込んだ気持ちをやわらげるという治療法。アメリカを中心に欧米の国で行われていて、薬物治療が効かない難治性のうつ病患者に対して有効とされています。

さて、ここまでをまとめると、腸と脳はどちらも数多くの神経細胞を持ち、それをつなぐ直通回線として迷走神経があります。腸が脳に影響を与えるルートが少しずつ見えてきました。では、そこに腸内細菌がどう関わってくるのでしょうか？（左の図参照）

じつは、腸内細菌には神経細胞を刺激する能力があることが、最新の研究でわかってきました。神経細胞は刺激を受けとったり、その信号を伝達するときに、ある種の物質を使います。「神経伝達物質」と呼ばれるもので、セロトニンやドーパミンなどの名前に聞き覚えがある方も多いことと思います。

■腸内細菌と脳をつなぐルート

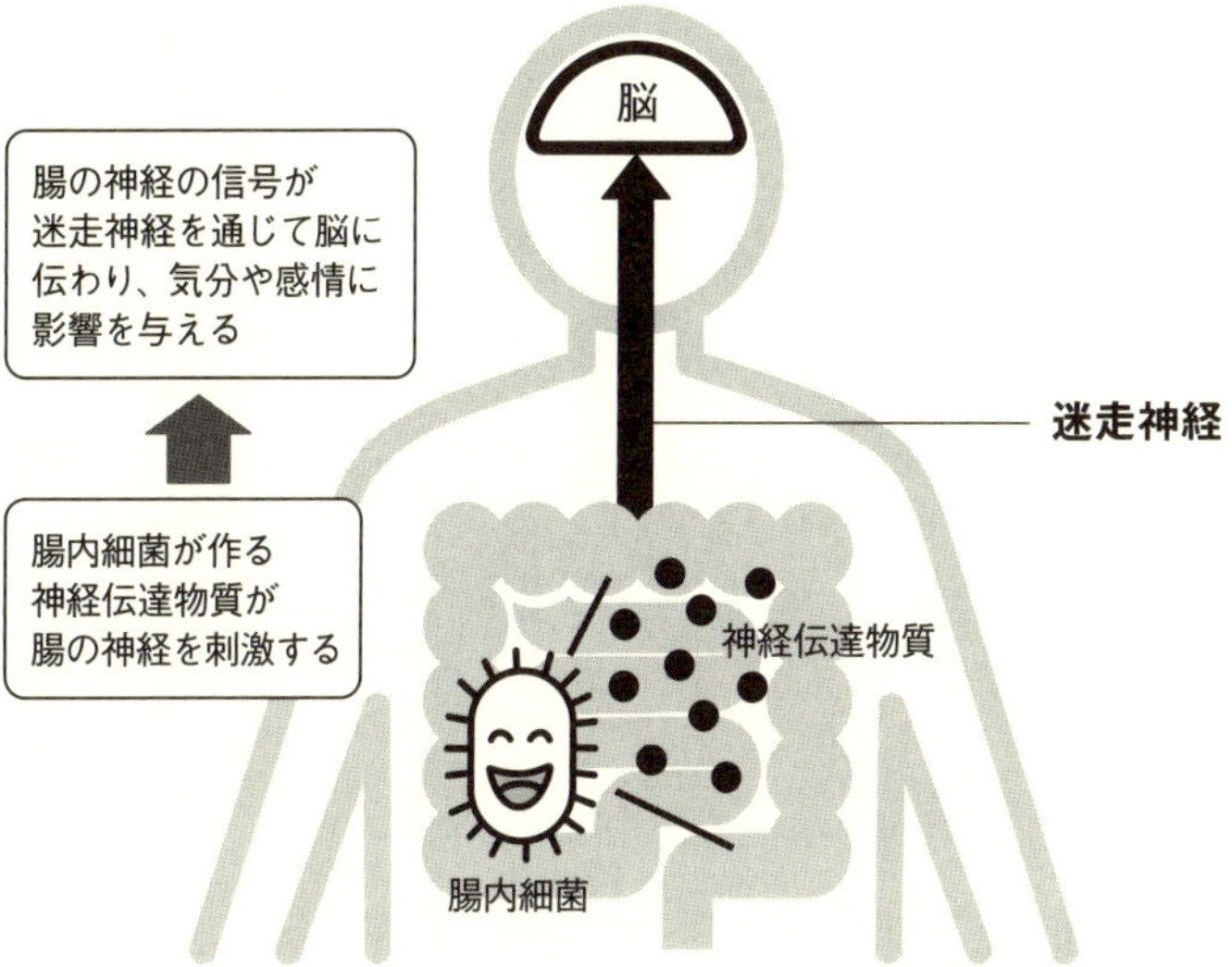
脳
腸の神経の信号が
迷走神経を通じて脳に
伝わり、気分や感情に
影響を与える
迷走神経
腸内細菌が作る
神経伝達物質が
腸の神経を刺激する
神経伝達物質
腸内細菌

そして腸内細菌は、これらの「神経伝達物質」を作ることが明らかになってきました。

腸内細菌が作った神経伝達物質を腸の神経が受け取ると、それは刺激として次々と神経細胞に伝わっていきます。そして、〝直通回線〟である迷走神経を介して、私たちの脳にも届けられます。大げさに言えば、**腸内細菌は脳に対して〝話しかける〟ルートを持っている**のです。

こうしてみると、私たちの感情や脳の機能が腸内細菌によって影響を受ける可能性が十分にあることはわかってもらえるのではないでしょうか。

▼うつ病治療として腸内細菌が使われる日がくる？

それでは、腸内細菌をうつ病などの「こころの病」の治療に活かすことはできるのでしょうか？

これを確かめる臨床研究がすでに始まっています。プロジェクトを率いるのは、腸内細菌を入れ替えることでマウスの性格が変わることを発見したベルチックさんです。

そもそもベルチックさんは消化器内科の医師。多くの患者を診るなかで、下痢や便秘をくり返す過敏性腸症候群の人がうつ病を併発するケースが多いことに頭を抱えていました。その原因のひとつとして、腸内細菌が関係しているのではないかと考えて、研究を始めたのです。

現在、ベルチックさんは脳科学者や精神科医と協力して、うつ病と診断された過敏性腸症候群の患者に腸内細菌を飲んでもらい、うつの症状が改善するかどうかを調べる臨床研究を始めています。使っているのは、ビフィドバクテリウム・ロンガム（ロンガム菌）。ロンガム菌はビフィズス菌の一種で、市販のヨーグルトの中にも入っているものがあります。136ページで紹介したコークカレッジ大学のクライアンさんたちが実験で使っていたのと同じ菌です。

この菌がさまざまな研究で使われている理由は、すでにマウスの実験で脳に対する効果が確かめられているからです。いくつかある効果のひとつは「うつ病」に対するものです。

そもそもマウスがうつ病というのも不思議ですし、いったいどうやって効果を確かめたのかも気になりますが、これにはちゃんと科学的な方法があります。

うつ病の症状のなかに、「やる気が出ない」「がんばれない」という特徴があることはご存じのとおりです。マウスのうつ状態を評価する方法のひとつとして、「強制水泳実験」というものがあります。マウスを足の届かない深さの水槽に入れ、泳ぎ回る時間を計るというもので、抗うつ薬の効果を確かめるときなどにも使われる実験方法です。

水槽に入れたマウスは、水から逃れられる場所はないかとしばらく泳ぎ回りますが、やがて気力を失い、泳ぐのをやめます。一方、うつ状態になったマウスはすぐに泳ぐのをやめてしまいます。泳ぐ時間を計ることでうつの度合を調べられるのです。

そして、うつ状態のマウスにロンガム菌を飲ませると、泳ぐ時間が長くなることが確かめられています。つまり、ロンガム菌にはマウスのうつを改善する効果があることになります。

ベルチックさんは、患者にロンガム菌を毎日1回、6週間飲んでもらい、不安やうつ症状にどのような変化が出るかを調べました。また、血中のストレスホルモンや脳のfMRIの検査をして、不安を司る脳の領域にどんな変化が起こるのか、調べています。

私たちが取材したとき、すでに研究そのものは終わり、データの解析を進めている段階でした。結果をまとめるのに少なくとも半年はかかるということですが、ベルチックさんはとても前向きでした。

「今のところ、どうやら細菌を飲むことでうつ症状に対する効果がありそうです。**将来、精神疾患の治療に腸内細菌という新しい選択肢が出てくることでしょう**」

うつ病の治療として腸内細菌を処方される日は、近いかもしれません。

ポイント

- 腸内細菌は、脳に話しかけるルートを持っていた
- 腸内細菌でうつ病を治療するための研究が進んでいる

「腸内フローラ」の真実

10

自閉症にも腸内細菌が関わっている？

さて、腸内フローラが脳に影響を与えるメカニズムのひとつとして「迷走神経」のルートがあることをご紹介しました。

この節では、迷走神経とは別のもうひとつのルートをご紹介します。それは腸内細菌が出した「物質」が血液中をめぐり、脳に影響を与えるというルートです。

このメカニズムが注目されているのは、自閉症に見られるコミュニケーション能力の障害がこのルートで腸内細菌と関係しているという説が浮かび上がり、欧米で大きなうねりを起こしているためです。そのきっかけを作ったのは、ある若い女性科学者の研究でした。

▼ヤフーニュースにも載った〝注目の研究〟

私たち取材班は2014年10月、アメリカ西海岸のカリフォルニアに向かいました。訪れたのはカリフォルニア工科大学。この大学にはアメリカ国内だけでなく、世界中から明晰な頭脳が集まってきます。さながら「世界の頭脳」といったところでしょうか。

南国の植物で囲まれたキャンパスの中、案内されたのはある建物の一角。廊下を研究者たちが行き来するなかで、ひとりの若いアジア人の女性研究者が出迎えてくれました。[29]

歳という異例の若さで新しく研究室を立ち上げたイレイン・シャオ博士です。

シャオさんが世界中の注目を浴びたのは2013年に発表した論文でした。世界的科学雑誌「セル」に掲載されたその研究はたちまちニュースで取り上げられ、広く一般にも伝えられました。**日本でものちにヤフーニュースのトップページに載ったその研究とは、自閉症の症状を引き起こす可能性のある〝原因物質〟を発見した、というもの。そして、この原因物質は腸内細菌が作っていた**のです。


自閉症にはさまざまな症状があり一概には言えませんが、他者とのコミュニケーションを苦手とする傾向があります。

患者数は増えていますが、原因は完全には解明されていません。多くの場合、子どものときに発症することから、かつては親のしつけが原因ではないかと言われたことがありました。その後、幼児期に打つワクチンが原因ではないかという説や、環境に含まれる水銀が原因だという説など、さまざまな説がありました。

そして遺伝子解析技術が発達した現在は、自閉症と関連する遺伝子がいくつか見つかってきましたが、それも決定的な原因ではなく、結局のところさまざまな要因が関係しているとしか言えません。そこに腸内細菌という新たな可能性が出てきたというのです。

少し話が逸れますが、シャオさんが若くして自分の研究室を持てた背景には、アメリカと日本の研究資金の違いがあります。

日本では、多くの大学の研究費用は、日本学術振興会や科学技術振興機構など、国の機関に支えられています。しかしアメリカでは、その費用の多くが国ではなく民間資金によって支えられています。なかでも生命科学の分野では、民間の患者団体に多額の寄付が集まるため大きな資金を持っていて、病気の原因解明や治療法の開発に貢献する新しい研究に投資をしています。

たとえば自閉症では、アメリカにふたつの大きな患者団体があり、年齢や経歴に関係なく、新鮮なマインドを持つ意欲的な研究者を支援しています。

シャオさんもこうした団体から高く評価され、20代で自分の研究室を持つことができたのです。

▼マウスの鳴き声は人間には聞こえない!?

シャオさんは特別なマウスを使って自閉症の研究を行っています。「自閉症モデルマウス」と呼ばれるものです。モデルマウスとは、人間の病気や疾患を模した研究用マウスのことで、私たちの病気の原因解明や治療薬の開発のために、研究の現場でよく使われています。

自閉症モデルマウスでは、自閉症患者に似たコミュニケーションの低下がみられます。そう聞くと、ちょっと不思議に思う方も多いでしょう。人とマウスではコミュニケーションが違いすぎるのではないか、人のような高度なコミュニケーションとマウスのそれを一緒にするのはおかしいのではないか、と。私たちも当初はそのように感じていました。

そもそもマウスは、どのようなコミュニケーションをとっているのでしょうか。

2匹のマウスをひとつの箱に入れると、近づいて臭いを嗅いだり、牽制《けんせい》しあったり、さまざまなコミュニケーションをとります。しかし、あまり知られていないのは、声を使ったコミュニケーションです。人が触ろうとしたときに怖くて出す「チュー」という鳴き声とは違う、人間には聞こえない、超音波を使った鳴き声です。

いったいどんなやりとりなのか。マウスたちのコミュニケーションの声を収録するために、NHK放送技術研究所が開発した特別なマイクを使うことにしました。通常の撮影で使っているマイクは、人間が聞こえる20キロヘルツまでの音しか収録できませんが、このマイクを使えば100キロヘルツまでの高音を収録することができます。

マウスのコミュニケーションの撮影に協力してもらったのは、埼玉県和光市にある理化学研究所脳科学総合研究センターチームリーダーの内匠透さん。自閉症を含むさまざまな精神疾患の研究をしています。

研究室の一室にカメラと特別なマイクをセッティングして、透明のアクリルボックスにオスとメス、2匹のマウスを入れました。すると、オスがメスに近づき、「キュルキュル、キュルキュル」と超音波で鳴きはじめました。内匠さんに聞くと、これは求愛をしているところなのだそう。

その姿はまるで渋谷のナンパ男が必死にギャルを口説いているようです。あまりに積極的で、見ているこちらが少し恥ずかしくなってしまうほど。一方で、同じオスを別のメスと組み合わせると、ほとんど鳴きませんでした。マウスにも好みのタイプとそうでないタイプがあるようです。

このように、マウスは人には聞こえない方法でコミュニケーションをとっていたのです。

普通のマウスはこうした鳴き声を1分間に150回ほど発しますが、コミュニケーション能力の低い自閉症モデルマウスではその3分の1程度。この鳴く回数の減少が、人間の自閉症の症状のひとつであるコミュニケーション障害に似ていると考えられるのです。

▼腸内細菌が作る「4EPS」が、自閉症の原因物質なのか？

シャオさんは、こうしたコミュニケーション能力の低下がなぜ起こるのか、普通のマウスと比べていったいどこが違うのかを調べました。すると意外にも、腸に異常があることを発見しました。

腸の壁は本来、細胞がびっしりと詰まっているはずですが、そのマウスには隙間ができていたのです。第1章でも紹介した〝漏れる腸〟と言われる状態です。

腸は、栄養を体内に取り込む働きをしつつ、外敵や毒の侵入を防ぐバリアとしても働いています。しかし、〝漏れる腸〟になると、敵も味方も見境なく体内に入ってきてしまうため、病原体や毒素が体中をめぐり、病気になってしまうことはお伝えしたとおりです。

シャオさんは**マウスの腸を修復するために、整腸作用を持つ薬を飲ませることにしました。すると、その整腸剤が驚くような作用を引き起こしました。なんと、低下していたコミュニケーション能力が改善され、ほとんど正常になったのです。**

実験を行ったシャオさん自身もこれには驚いたと言います。

「こんなこと、まったく思ってもみない結果だったわ。腸を治しただけなのに、どうしてこんなことが起きるのかしらって」

いったいなぜ、マウスのコミュニケーション能力が改善したのでしょうか?

さらに詳しく調べると、コミュニケーション能力の低いマウスでは血液中に含まれるある物質が増えていることがわかりました。「4EPS」という毒素が80倍に増えていたのです。それが整腸剤を飲んだあとでは、正常と同じ程度にまで下がっていました。また、試しに普通のマウスに4EPSを注射すると、コミュニケーション能力が低下することもわかりました。驚いたことに、この「4EPS」こそ、腸内細菌が作り出す毒素だったのです。

どんな菌が4EPSを作るのか、4EPSはどんな働きをしているのかなど、詳細はまだよくわかっていません。こうした疑問を解決するため、いま多くの科学者が研究を進めているところです。これまでの実験結果から推測できることは、**コミュニケーション能力の低いマウスでは、腸内細菌が作り出した4EPSが〝漏れる腸〟の腸壁をすり抜けて体内に入ったということ。さらに、整腸剤で〝漏れる腸〟を治療すると、腸のバリアが働いて4EPSの侵入を防いだ**、ということです。

さて、ここまでくると、人ではどうなるのかがやはり気になるところです。まだはっきりしたことはわかっていません。ただ、自閉症患者と一般の人の血液の成分を比較してみると、**自閉症患者では血液中の4EPSが増えている**ことはすでにわかっています。

今回のシャオさんの研究によって、自閉症の原因となる可能性がある物質が特定されました。もちろん、これは症状を引き起こすいくつかの原因のひとつにすぎないと考えられます。しかし、新たに腸内細菌が関係している可能性が出てきたのは、大きな前進と言えるでしょう。

では、人間の場合でも血液中の4EPSさえ取り除けば、コミュニケーション能力は改善するのでしょうか? 整腸剤を飲めば自閉症が改善するのでしょうか?

おそらく、そんなに簡単な話ではないでしょうが、現在、シャオさんは自閉症の患者を対象にした臨床試験の準備を進めていると言います。もし、マウスと同じメカニズムが人間にも働いているとすれば、4EPSをコントロールすることが自閉症の症状軽減に役立つ可能性があり、治療に新たな道を拓くことになるでしょう。

▼〝毒〟も〝薬〟も腸内細菌、というややこしい話

ところで、ここまでシャオさんの研究について、おおむねNHKスペシャルの番組でお伝えした内容を元に書いてきましたが、この説明はある部分を簡素化しています。

じつは、〝漏れる腸〟を治した整腸剤も、腸内細菌の一種でした。バクテロイデス・フラジリスという菌で、腸壁を整え、バリア機能を高めてくれる働きを持っています。

つまり、**マウスの症状を悪化させる〝毒〟である4EPSを作っているのも腸内細菌で**

すが、その毒が体内に入らないようにするために腸を整えた〝薬〟も腸内細菌なのです。

テレビ番組で伝えるにはあまりにややこしいため、しかたなくその部分は省略させていただきましたが、本来、シャオさんの研究には腸内細菌が二重の意味で関わっていたのです。

第1章でも、腸内フローラのバランスが崩れると〝漏れる腸〟につながり、さまざまな病気を引き起こす可能性があることをご紹介しましたが、その病気のひとつに自閉症が加わる可能性が出てきたという考え方もできます。

また、もしバクテロイデス・フラジリスの整腸作用が人間にも効果があるならば、自閉症以外の病気にも効果を発揮するかもしれません。シャオさんの研究は、腸内細菌と病気の複雑な絡み合いの一端が現れた、象徴的なものと言えるでしょう。

いま、多くの科学者が腸内フローラを見ることで、自閉症と腸内細菌の関係を解き明かそうとしています。

4EPSを多く作り出すのは、どんな腸内フローラなのか？〝漏れる腸〟になってしまうのは、腸内フローラがどんな状態になったときなのか？　まだまだわからないことがたくさんあります。4EPS以外にも、腸内細菌が作る物質が関わっている可能性もあります。これから先、まだまだ研究の積み重ねが必要です。

さらに、注意しなければいけないのは、自閉症にはさまざまなタイプがあるということです。おそらく原因はひとつではなく、たくさんの要素が絡み合っていると考えられます。腸内フローラが関係しているとしても、自閉症のなかの一部なのかもしれません。また、腸内フローラは「原因」ではなくて、「悪化させる因子のひとつ」である可能性もあります。

しかし、**現代医学が「腸内細菌」という視点を得たことは、今後の治療の大きなブレイクスルーにつながる可能性を秘めています。**より確かな研究成果が1日でも早く出されることを願ってやみません。

ポイント

- **腸内細菌が作る物質「4EPS」が、自閉症の原因のひとつかもしれない**
- **自閉症の治療に、腸内細菌を役立てようという研究が進んでいる**

第2章のまとめ

私たちは、腸内細菌に操られているのかも？

この章では、腸内細菌と「脳」の関係について見てきましたが、それにしても、細菌という単純な生き物が、私たちのような哺乳類の複雑な「脳」に影響するということが、まだ納得できないという人もいるかもしれません。

精神科医のディナンさんは、こんなことも言っていました。

「人間などの動物の社会性を生んだのは、もしかしたら細菌たちではないか」と。

無菌マウスは社会性が低く、単独行動を好みます。しかし、腸内に細菌を移植すると、他のマウスとよくコミュニケーションを取るようになります。このことを細菌の立場で考えてみると、興味深いものがあります。

細菌は生き残るために、動物の腸という環境を見つけ、そこに住み着き増殖しました。腸の中は、温度や湿度も安定していて、定期的にエサがもらえる理想的な住処です。しかし、その動物が死ぬと、細菌も死んでしまいます。繁栄していくためには、ひとつの個体から別の個体へと移る手段が必要です。

そこで、動物の腸内でさまざまな物質を作り出し、脳に働きかけて社会的な行動を促したのではないか、というのです。複数の動物が群れをなして同じ空間で生活をすることで、細菌はひとつの個体から、となりの個体へ、そのまたとなりの個体へと増えながら広がっていくことができるのです。

そして、このことは動物から見ても、利点があります。集団で社会生活をすることで、周りの個体から、より多くの種類の細菌をもらうことができるのです。腸内フローラにとってより多くの種類がいることが大切という話は第4章で詳しくお話ししますが、そうした動物と細菌の相互の利益が、これほど密な関係を築き上げたのかもしれません。

とはいえ、今回ご紹介した「脳」の研究成果の多くは、まだ動物実験の段階です。解決しなくてはならない疑問もまだたくさん残っています。これからいったいどのようなことがわかってくるのか、腸内細菌と脳の研究は、これから本番を迎えることになるでしょう。

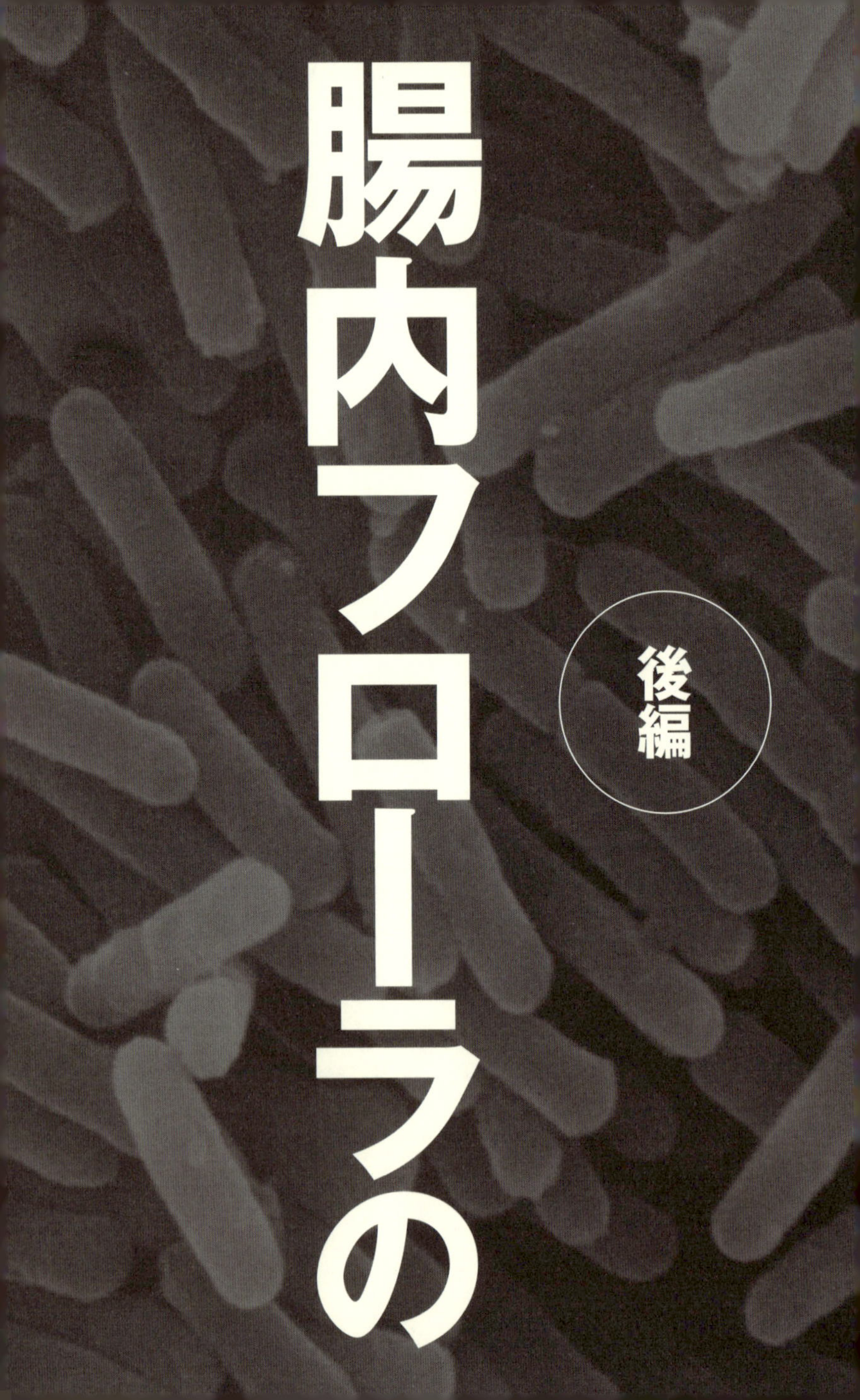

腸内フローラの

後編

「超」深い話

腸内細菌はなぜこんなにも健康と深く関係しているのか?
いったい腸内フローラとは何者なのか?　本質的な疑問に迫りつつ、
人体と腸内フローラの深くて不思議な関係をご紹介します。

第3章

「腸内フローラ」と「人体」の不思議な関係

前編「腸内フローラ10の真実」では、私たちが、今まで「個性」とか「体質」だと思っていたもののなかには、じつは「腸内フローラの個性」が深く関わっていたことをご紹介しました。またそれは身体だけでなく、脳にまで影響を与えていて、私たちの「性格」までもが腸内フローラによって操られているかもしれない、という話もしました。

しかし、腸内フローラがあまりにも多くの、そして、重要な役割があることに疑問を持たれた方もいるのではないでしょうか?

「なぜ、それほど重要な役割を腸内細菌が担っているのか?」

「腸の中にいる細菌ごときに、本当にそんな力があるのか?」

この章では、まず、この疑問にお答えしたいと思います。

じつは私たち取材班も、何度かこうした疑問を感じて立ち止まり、そもそも腸内フローラとは何なのかについて考えてきました。そして、取材をさらに進めてみると、これまで考えもしなかった「腸内フローラの本質」にたどり着きました。

腸内フローラの細菌たちは、私たちの健康を支えてくれるパートナーであるだけでなく、私たちの遠いご先祖様の代から共に支え合って生きてきた人類全体のパートナーだったのです。これを理解すると、私たちの健康を考えるうえで、とても重要な「視点」にたどり着きます。それは、個別の健康情報をはるかに超えた根本的な考え方の大転換です。暮らしのなかのあらゆる場面で、役立てられることでしょう。

さて、その話を始めるにあたって、ある愛らしい動物と、その動物にまつわる大発見をした日本人研究者に登場してもらいたいと思います。

▼腸内フローラの大切なことを、コアラが教えてくれる!?

神戸大学の教授として腸内細菌の研究を行う大澤朗さんは、若き日に、オーストラリア・ブリスベン近郊のコアラの保護施設で働いていました。当時は腸内細菌にまったく興味はなく、獣医を目指して留学し、卒業後も現地に残って野生のコアラの保護に全力を注いでいたのですが、しばらくして、ある難題にぶつかります。

病気で保護したコアラの治療に抗生物質を使うと、病気そのものは治るのに、次第にコアラがエサを食べなくなり衰弱死してしまう事例が頻発していたのです。原因がわからず途方に暮れていた大澤さんは、日本に一時帰国した際の講演で、そのことを話しました。

講演が終わって帰ろうとしたとき、ある研究者に声をかけられます。腸内細菌の研究で世界的に有名な東京大学名誉教授の光岡知足さんでした。この偶然の出会いが、大澤さんをコアラの生態に関する大発見に導くことになります。

光岡さんは言いました。

「大澤くん、コアラの腸内細菌を調べてみたらどうだい？」

大澤さんは、はっとしました。コアラが主食とするユーカリの葉は、消化を妨げるタンニンを多く含むため、他の動物はほとんど食べられません。なぜコアラだけがユーカリを食べられるのか、その理由は詳しくはわかっていませんでした。光岡さんは、そこを指摘したのです。

「コアラの腸内には、タンニンを分解する菌がいるのではないか。抗生物質を使うとその菌が死んでしまい、ユーカリを消化できなくなったコアラも死んでしまうのだろう」

この言葉を聞いた瞬間、大澤さんは、「そうに違いない」と確信したといいます。

オーストラリアに戻ると、さっそくコアラの糞から、腸内細菌を培養しはじめました。シャーレの上にタンニンを含んだ寒天を張って、菌を育てます。タンニンを含んだ寒天は、白く濁った色です。もし、菌がタンニンを分解すれば、寒天が透明になるはずだと考えました。

来る日も来る日も、さまざまな菌の培養を続けた大澤さん。ある日、寒天にぽつぽつと斑点状の模様ができているのを見つけました。よく見ると、ある菌の周りだけが、透明になっています。菌がタンニンを分解している証拠でした。

大澤さんは、発見した新種の菌を、コアラの保護区ローンパインの名前をとって、「ロンピネラ・コアララム」と名づけました。光岡さんとの出会いから2年、その言葉どおりに、タンニンを分解する菌を見つけたのです。

「ユーカリを食べられる」ことは〝コアラの特技〟だと思っていたら、じつは〝腸内細菌の特技〟だったとは、驚きの発見です。

でも、コアラ自身もロンピネラ菌を腸に住み着かせる努力をしています。コアラの「盲腸」の長さは、およそ2メートル。その内側には、びっしりと緻密な「ひだ」のような構造があります。じつはこれ、コアラがロンピネラ菌のために用意した住処なのです。

コアラはロンピネラ菌に盲腸という「住処」とユーカリという「エサ」を提供し、ロンピネラ菌は「ユーカリを食べられる」という特技を提供して、お互い助け合って生きています。こうした関係は「共生」という言葉で表されます。

▼すべての生き物が、腸内細菌と共に生き、共に進化してきた

ロンピネラ菌の発見によって、コアラの生態のもうひとつの面白い謎も解けました。

じつは、コアラの赤ちゃんは、お母さんの大便を離乳食として食べるのです。いったいなぜそんなことをするのか？　そう、ロンピネラ菌を受け継ぐためです。

その証拠に、離乳食となる便は、ただの便ではありません。普通の便は、コロコロとして、わりあい乾燥しているのですが、離乳食となる便は、緑色がかってドロドロしています。その時期の母コアラだけが出す、「パップ」と呼ばれる特別な便で、中には腸内細菌が豊富に含まれています。

赤ちゃんはこれを食べて盲腸の中にロンピネラ菌を住み着かせることで、ユーカリの葉を食べられるようになるのです。こうして代々、ロンピネラ菌はコアラのお腹の中に受け継がれ、ふたつの種は共に生き、共に進化を遂げてきました。

こうした営みには「共進化」という言葉が使われます。何千万年という長い時間をかけて、互いに助け合う仕組みが自然にできあがってきたのです。

大澤さんによると、コアラの赤ちゃんは離乳食の時期になると、パップが出やすいよう

に、お母さんのお腹を揉むのだそうです。そして、出てきたパップをおいしそうに食べるといいます。誰が教えたわけでもないのに、コアラの本能がそうさせている。なんという精巧な仕組みでしょうか！

コアラの話は、腸内細菌と宿主の関係を、わかりやすく教えてくれる好例です。しかし、腸内細菌と共生し、共進化してきたのは、コアラだけではありません。

たとえば、家の柱を食べてボロボロにしてしまう「シロアリ」。じつは、腸内細菌がいないと木を消化できないのだそうです。昆虫にも腸内細菌がいる、というだけでもちょっと意外ですが、「木を食べる」というシロアリ最大の特徴が腸内細菌のおかげだったとは、さらにびっくりさせられます。

こうした腸内細菌と宿主の関係は、世間一般に伝えられることはほとんどありませんが、それぞれの生き物を研究する専門家にはよく知られた事実のようです。

先日も、深海の生物を追うNHKスペシャルを制作しているディレクターと話していると、非常にエサが少ない深海に住むエビの中にも、特殊な腸内細菌と共に生きることで食べ物からのエネルギーを最大化しているものがいるとのことでした。

地球上のありとあらゆる生き物は、腸内細菌と共に進化し、さまざまな特技を獲得してきたのです。

▼私たちはどうやって腸内細菌を受け継いでいる？

私たち人間も、はるか昔から腸内細菌と共進化してきたのだとしたら、腸内フローラが私たちの体にとって重要な役割を担っていたとしても、不思議ではありません。

しかし、ここでひとつの疑問がわきます。コアラの赤ちゃんはお母さんの便を食べて腸内細菌を受け継ぎますが、人間はそんなことはしません。私たちは腸内細菌をどのように受け継ぐのでしょうか？

そもそも、１００兆以上もいる腸内細菌は、私たち一人ひとりの体の中に、いつから、どのように入り込み、住み着くのか。まずはそこから見ていきましょう。

お母さんの胎内にいるとき、赤ちゃんはほぼ無菌状態に保たれています。そんな赤ちゃんが細菌と接触するのは、出産のときです。お母さんの産道には、ビフィズス菌など、腸内と共通する細菌がわずかではありますが住んでいます。

そのため、「赤ちゃんが母親以外で最初に出会う生き物は、腸内細菌だ」という言い方もされます。父親よりも先に腸内細菌と出会っている、というわけです。そう言われると世のお父さん方は少し悲しくなってしまうかもしれませんが、何はともあれ、私たちと腸内細菌の関係は、生まれた瞬間から始まります。

さて、産道を通るときに、赤ちゃんの口や鼻から入った細菌は、やがて腸に住み着いていきます。胃酸でやられてしまわないのか、という疑問がわきますが、どうやら大丈夫なようです。これは、大人の場合も同じですが、口から入った菌の大部分は胃で死んでしまうものの、わずかながらも生き残った菌が腸にたどり着けば、そこで増殖することができます。

赤ちゃんの腸内に、お母さんからもらった細菌が住み着いていることを確かめた研究があります。2013年、ベルギーにあるヤクルト本社ヨーロッパ研究所は、自然分娩の母子12組と、帝王切開の母子5組の腸内細菌を比較しました。すると、自然分娩で生まれた新生児のうち11人が、母親と同じ菌株のビフィズス菌を持っていたのに対し、帝王切開で生まれた新生児からは、同じ菌株が見つかりませんでした。

「株」とは、100ページでご説明したとおり、「種」よりも細かい細菌の分類です。母と子の腸内細菌が「株」レベルで一致したということは、お母さんの産道を通ったときにもらった菌が、赤ちゃんの腸に住み着いたことの証拠になります。

では、帝王切開で生まれた子どもは腸内細菌がいないのかというと、そんなことはありません。自然分娩の子どもでも、母親から直接もらった菌は全体のごくごく一部で、腸内細菌の大部分は、成長の過程で獲得していくものだからです。

▼腸内フローラは5歳までに決まる!?

ここで少し、人間の腸内フローラがどのように移り変わっていくのか、お話しします。

生まれたばかりの赤ちゃんは、菌の種類が少なく、腸内フローラが未発達の状態です。最初の数か月は、さまざまな菌が増えたり減ったり、大混乱。ところが、生後6か月ほど経つと、ビフィズス菌が90%以上を占めるまでになります。

なぜそうなるのか、理由はよくわかっていません。母乳に含まれるオリゴ糖はビフィズス菌を助ける働きがあると言われますが、どうもそれだけで説明することは難しいようです。ビフィズス菌は、いわゆる〝善玉菌〟の代表格とされているものですから、赤ちゃんの腸を守るために何らかの仕組みが働いていると考えられます。

しかし、面白いことに、このままビフィズス菌が9割のまま成長していくことはありません。次第に、他の種類の菌が増え、ビフィズス菌の割合は減っていきます。

多種多様な菌が住むようになっていくことを「多様性の獲得」などと呼びます。じつはこの〝多様性〟が、大人の腸内フローラの健康度を表す指標になります。このことは、第4章で詳しく述べたいと思います。

どんな菌が、どのくらいの割合で住み着くのかは、人それぞれまったく違います。多くの人で、**だいたい5歳ぐらいまでに腸内フローラの構成が決まってしまい、その後は、大人になっても、ほとんど変わることはありません。**ただし、食生活などで小さな変化は絶えず起きています。その小さな変化が、健康を大きく左右することは、これまでに述べてきたとおりです。そして、老化が始まると、腸内細菌の種類が少しずつ減り、〝多様性〟が失われていくことがわかっています。

さて、私たちの腸内に住む、多種多様な細菌たち。母親から受け継いだものだけではないとすると、どこからきたのでしょうか？

▼日本人にだけ、海藻を消化する腸内細菌が住んでいるワケ

腸内フローラは人によってまったく違うと書きましたが、それを示したのが左の図です。便の中に含まれる細菌の遺伝子を分析することで、どの種類の細菌がどのくらいいるのかを調べ、割合を示しています。「種」で分類すると、数百種類になってしまうので、それよりひとつ大きなグループ分けである「属」という分類で上位5つまでを示しています。この割合はいつ調べても、ほぼ変動せず個人個人でかなり安定しています。1か月後に調べたとしても、同じ人であれば、ほぼ同じ割合で検出されます。

3人ともまったく違いますが、よく見てみると、BさんとCさんは割合こそ違うものの、上位4つまでの顔ぶれは同じです。これは、かなり似ている腸内フローラです。じつは、Bさんが母親、Cさんはその子ども（3歳）だからです。

こうした構成は、100人調べれば100通りの結果が出てきます。ある人にいる菌が、別の人にいないことは、よくあります。この例では3人とも、ビフィズス菌のグループで

■個人ごとの腸内細菌の割合

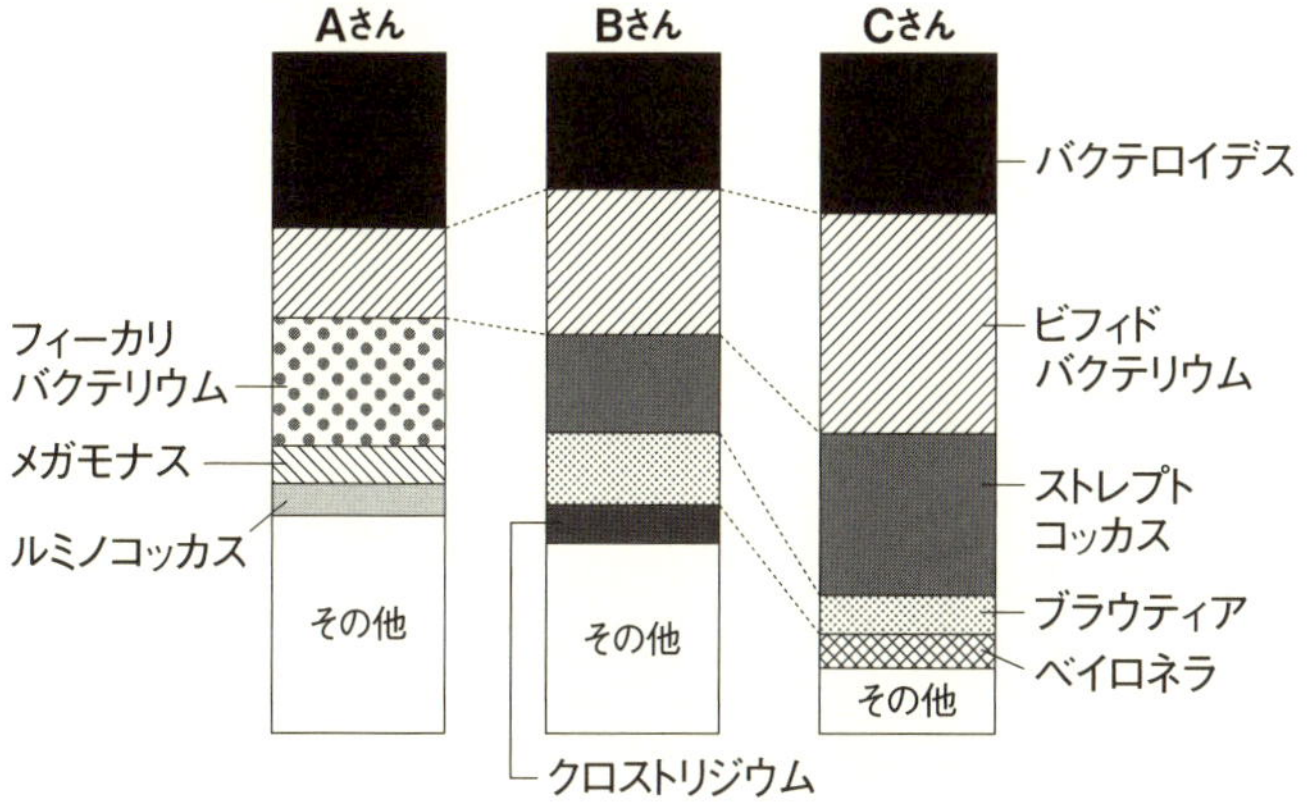

データ提供:早稲田大学 服部正平教授

ある「ビフィドバクテリウム属」の菌がいますが、なかにはビフィズス菌が全然いない、という人もいます。**腸内フローラは、まるで指紋のように、個人個人で違っている**のです。

でも、一見、まったく違うAさんとBさんも、さらに詳細に比較していくと「似ている」とも言えます。それは、どちらも日本人だからです。腸内フローラは国ごとに特徴があって、たとえば、ある国ではこの種の菌が多いが、別の国ではまったくいないといった具合に、国によって、いる・いないがはっきり分かれたりします。その違いはかなり明確で、**腸内細菌の構成を調べるだけで、どこの国の人か判定できてしまう**ほどです。

日本人同士で比較しているうちは、共通点がないように見えても、外国人と比較をしてみると、日本人同士はかなり近いのです。

国ごとに違いが現れる理由は大きくふたつ考えられます。ひとつめの理由は、食生活です。私たちが食べるものは、腸内細菌のエサでもありますから、似たような食生活をしている人は、似たような腸内フローラになるでしょう。

しかし、食べ物がいくら同じでも、もともと住み着いている菌が違っていたら、同じ腸内フローラになるはずはありません。そもそも、ある菌が腸内にいる・いないを決めている仕組みは別にあるはずです。それがもうひとつの理由、「感染」です。

私たちの腸内細菌は、生まれたあとで、なんらかの形で入ってきたものです。これは、いわゆる「感染症」の仕組みと同じで、どこかで菌に接触することによって、〝もらってくる〟ものです。どんな菌に感染するかは、その国でどんな菌が〝流行〟しているかによって決まります。

腸内細菌は人から人へ、ある世代から次の世代へと、感染していくものなのです。

さて、人から人へ腸内細菌がうつると言っても、どうやって、という疑問は解決しません。腸内細菌が人体から出て行く方法は、〝うんち〟だと考えるのが自然ですが、そうすると急に汚い話に思えてくるので、あえて突きつめるのはやめておきます。

一方、人体に入ってくる方法については、子育て経験のある方は思い当たる節があるのではないでしょうか？

赤ちゃんは、ところ構わずべたべたと触り、そのまま指しゃぶりを始めます。おもちゃや絵本はもちろん、時には、地面の土まで、口に入れてしまうことがあります。こうした行動は、まだ科学的に明確な証拠が出ているわけではありませんが、腸内細菌を手に入れるために、人間の本能にすり込まれている可能性があります。ちょうど、コアラの赤ちゃんがお母さんの便を食べるのと同様に……。

もしそうだとすれば、清潔好きな大人たちがやっきになって赤ちゃんの指を消毒する必要があるのか、疑問に思えてきます。もちろん、最低限の衛生を保つことは大切です。しかし、過剰な清潔志向もまた、赤ちゃんの自然な発育を妨げてしまうのかもしれません。

話を少し整理しましょう。菌を取り込む具体的な方法は別として、人間の場合、腸内細菌を母から子へ直接受け継ぐという個人レベルの継承と、もっと大きな集団としての継承、たとえば日本人というグループ全体としての継承があると言えそうです。

その証拠となる、ちょっと面白い話があります。じつは、**日本人の腸内フローラを遺伝子解析すると、「海藻を消化する遺伝子」が見つかります。これは、他の国の人の腸内フローラからは見つかっておらず、「スシ・ファクター」などとも呼ばれている**そうです。

コアラにロンピネラ菌が住んでいるように、日本人の腸内には〝海藻消化菌〟がいるのです。海に囲まれて暮らす日本人の祖先は、いつのころからか〝海藻消化菌〟を腸内に住まわせるようになり、私たちはそれを代々受け継いできたと考えられます。私たちのお腹の中にいる細菌たちは、ご先祖様から授かった大切な財産なのです。

▼私たちは、どの腸内細菌を住み着かせるかチョイスしている！

私たち人間は腸内細菌を代々受け継いできました。そして最新の研究では、細菌にただ単に〝感染〟しているだけでなく、宿主である人間の側が、積極的に細菌を〝選び取っている〟こともわかってきました。

自然界の細菌を、さきほどの「種」や「属」よりもさらに大きなくくりである「門」でグループ分けすると、およそ70門あります。しかし、人間の腸内から見つかるのは、ほぼ4門だけに限られています。体の中に入ってきた細菌が、何でもかんでも住み着けるわけではないのです。

いったいどうやって、私たちの体は腸内細菌を選び出しているのでしょうか？

その仕組みを知るために、腸内細菌の暮らしぶりを少し詳しく見てみましょう。

そもそも、100兆を超える腸内細菌は、腸の中のどこにいるのでしょうか？

ほとんどは、食べ物と混ざり合い、腸のなかを移動していると考えられます。大便の3分の1は腸内細菌です。要するに、大便＝腸内細菌のかたまりです。そう考えると、ひとつ疑問がわきます。

私たちがひどい下痢をしたとき、腸内細菌はすべて体の外に出て行ってしまわないのでしょうか？

前述のとおり、腸内フローラはかなり安定していて、一生の間で大きく変わることはありません。下痢をしたあとも、腸内フローラは復活してきます。ということは、どこかに

■腸の内側の壁をおおう粘液層が、腸内細菌の“隠れ家”

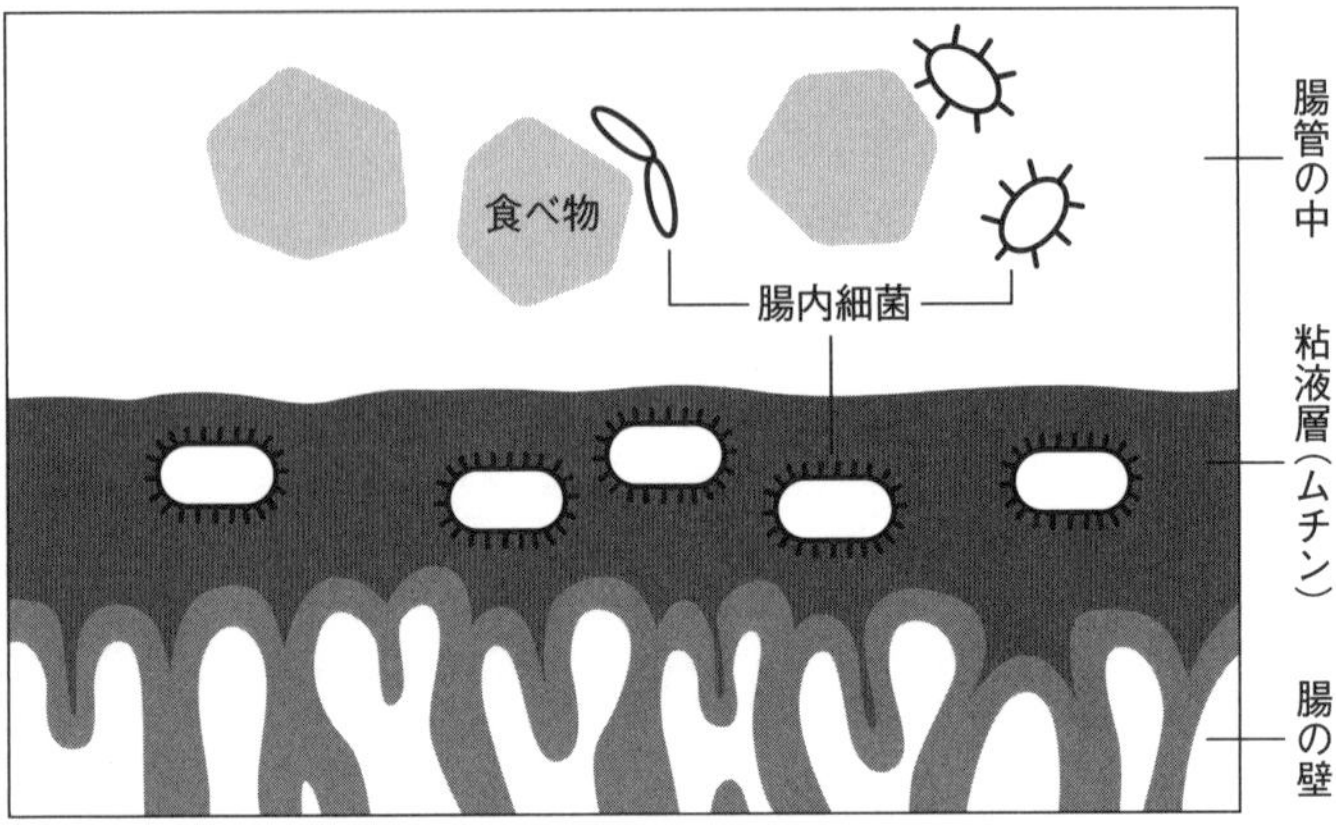

腸内細菌の〝隠れ家〟が存在しているはずです。

その隠れ家は、腸の表面にある「粘液層」です（上の図参照）。腸の内側の壁を覆っているムチンというネバネバした物質の層で、厚さはおよそ0・1ミリ。粘液層は粘り気が強いため、食べ物と一緒に流れていくことはありません。そのため、粘液層に入ることができれば、細菌たちは腸に長く住み着くことができます。

「入ることができれば」と書いたのは、それが簡単ではないからです。粘液層は本来、外敵が侵入しないよう、腸の壁を守る働きをしているものです。

その粘液層の中に特定の細菌だけを導くために、私たちの体は巧妙な仕組みを持っています。

理化学研究所のシドニア・ファガラサン研究員

は、腸の中の免疫について研究しています。免疫は、細菌やウイルスなどの外敵を倒すために私たちの体が持っている防衛システムです。戦士である白血球が、「抗体」と呼ばれる武器を出して敵を倒すのですが、多種多様な外敵に対応するため、抗体にもさまざまな種類があります。

そのなかで、腸にいる白血球が出すのが「ＩｇＡ抗体」です。じつは、この「ＩｇＡ抗体」、謎の多いミステリアスな存在でした。というのも、他の抗体と違って細菌を殺す力がないことがわかっていたからです。

いったいどんな働きをしているのでしょうか？

ファガラサンさんは、遺伝子操作によって「ＩｇＡ抗体を出す白血球がいないマウス」を生みだし、詳しく調べました。さて、どうなるか。攻撃する「抗体」がなくなるのですから、腸内細菌が元気になりそうな気がします。

ところが、結果はむしろ逆でした。ＩｇＡ抗体を出す白血球がいないマウスの腸内では、腸内フローラの多様性が大きく低下、つまり、腸内細菌の元気がなくなってしまったのです。そこで、そのマウスに、ＩｇＡ抗体を出す白血球を外から入れてやると、腸内フローラの多様性も高まりました。

ＩｇＡ抗体は、腸内細菌を攻撃するのではなく、むしろ助ける役割を持っていることがわかったのです。このＩｇＡ抗体こそが、粘液層に腸内細菌を導く仕組みの主役でした（左の図参照）。

腸の中にはつねに大量のＩｇＡ抗体が放出されています。ＩｇＡ抗体は、細菌に〝くっつく〟性質があるため、細菌の表面はＩｇＡ抗体で覆われていきます。

この状態になると細菌は粘液層に入りやすくなります。その仕組みは、洗剤を使うと油汚れが水に溶けやすくなるのと似ています。油の周囲を洗剤が取り囲むと、水になじみ、溶け込んでいきます。

これと同様に、細菌がＩｇＡ抗体で取り囲まれると、粘液層になじみ、入りやすくなるのです。しかし、ＩｇＡ抗体が洗剤と違うのは、細菌を選んでいるということです。

ＩｇＡ抗体は特定の細菌に限って〝くっつく〟ように、狙いを定めて作られています。作られるＩｇＡ抗体の量は、細菌の種類によって違います。そのため、ほとんどＩｇＡ抗体がくっつかない細菌もいれば、大量のＩｇＡ抗体によって完全に表面を覆われてしまう細菌もいます。

■腸内細菌を粘液層に導く、IgA 抗体の働き

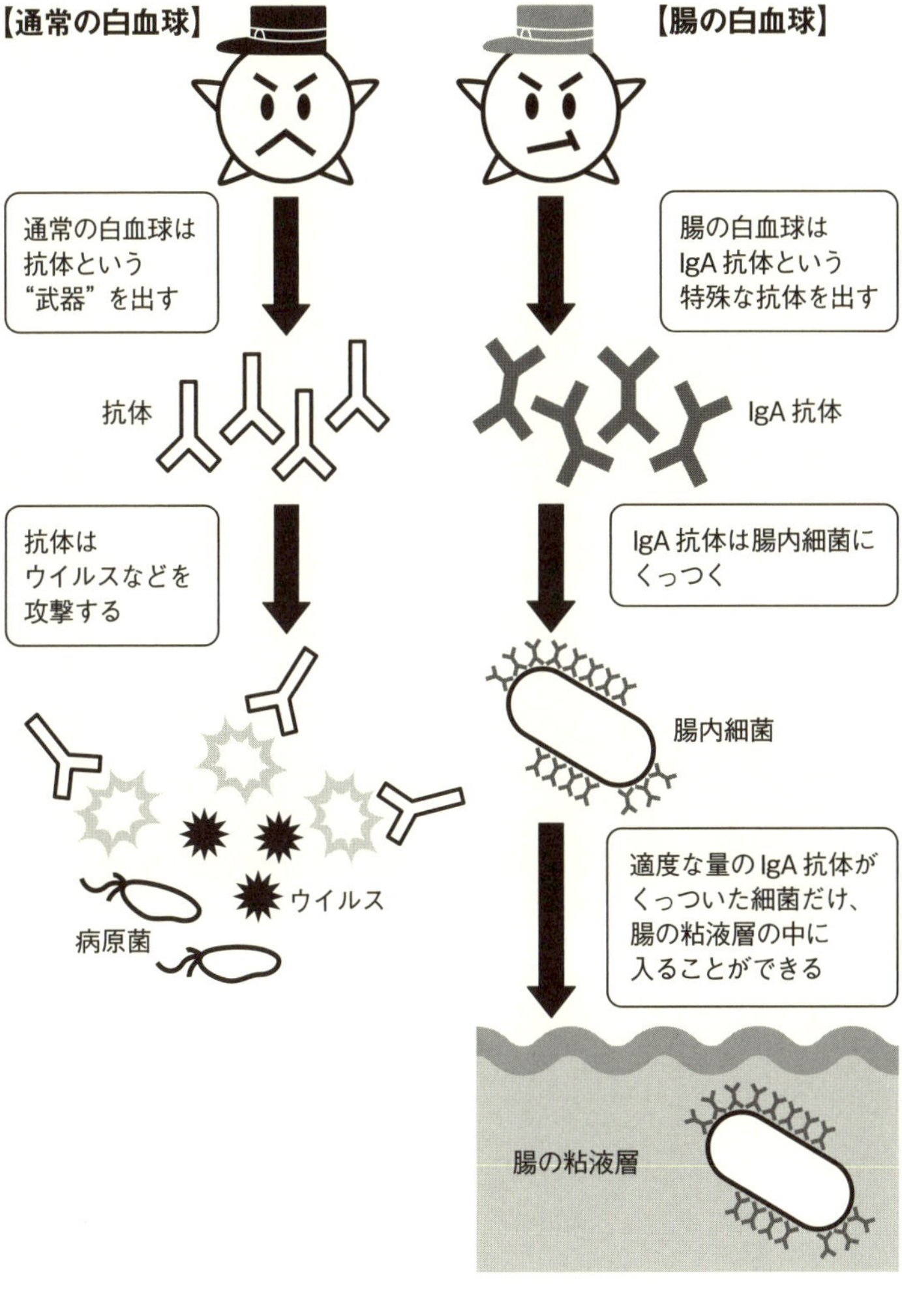
【通常の白血球】
【腸の白血球】
通常の白血球は
抗体という
“武器”を出す
腸の白血球は
IgA 抗体という
特殊な抗体を出す
抗体
IgA 抗体
抗体は
ウイルスなどを
攻撃する
IgA 抗体は腸内細菌に
くっつく
腸内細菌
ウイルス
病原菌
適度な量の IgA 抗体が
くっついた細菌だけ、
腸の粘液層の中に
入ることができる
腸の粘液層

ＩｇＡ抗体がくっついていない細菌は、粘液層に入れません。一方、完全に覆われてしまった細菌も、増殖が止められ、身動きがとれなくなるため、粘液層で暮らすことはできません。

粘液層の中に入って、長く腸内に住み続けられる菌は、ＩｇＡ抗体が〝適度な量〟くっついた細菌だけです。〝適度な量〟というのは、ずいぶん曖昧な話に聞こえますが、ＩｇＡ抗体について長年研究を続けてきたファガラサンさんでも、今のところ、そう表現するしかないそうです。はっきりとした境目がない、微妙なバランスだからこそ成り立つ世界。かえって奥深いものを感じます。

では、ＩｇＡ抗体がどんな細菌を選ぶのかは、何で決まるのでしょうか？　それは私たち人間の遺伝子のなかに書き込まれていると考えられています。

ファガラサンさんは言います。

「**私たちは、腸内細菌と共進化してきました。その過程で、人間にとっていい菌を選び出すよう、ＩｇＡ抗体も進化を遂げてきた**のです。ＩｇＡ抗体は、腸内細菌のバランスを保つための、とても繊細で、高度な方法なのです」

人間の腸内フローラに、ごく限られた種類の細菌しか住まない理由は、これらの細菌に対してのみ〝適度な量〟のＩｇＡ抗体を作るよう、遺伝子で決まっているからでした。そして、それらの菌こそが、はるか昔から人類と共進化を遂げてきた細菌たちです。

「この細菌たちと共に生きるべし」という先祖からのメッセージとも言うべきものが、私たちの遺伝子に刻み込まれているのです。

ところで、ＩｇＡ抗体が腸内細菌を選んでいるのなら、なぜ腸内フローラに個人差が生まれるのか、疑問に思われる方もいるでしょう。そのことを説明してくれる、非常に面白い研究があります。次の項目では、そのお話をしながら、ＩｇＡ抗体のさらに奥深い世界を知り、私たち人間が共に生きる細菌をどのように決めているのかを、まとめてみたいと思います。

▼無用の長物じゃない！〝盲腸〟は腸内細菌のための重要な臓器

ファガラサンさんの研究と同じ時期に、ＩｇＡ抗体と「虫垂」に深い関わりがあることを見つけたのが、大阪大学教授の竹田潔さんの研究グループです。
虫垂といえば、盲腸の下にひょろっと伸びた、あの小さな部分です。一般的には、「虫垂炎＝モウチョウ」と言われるため、「モウチョウ」と呼んだほうがお馴染みかもしれません。これまで〝要らない臓器〟と思われていた虫垂が、ＩｇＡ抗体を生み出すために、重要な役割を果たしていることが浮かび上がってきました。

一般に、無菌状態で育ったマウスには、ＩｇＡ抗体を出す白血球がほとんどいません。これを菌がいる普通の環境に移してやると、ＩｇＡ抗体を出す白血球が急激に増えていきます。竹田さんの研究グループでは、無菌マウスの「虫垂」を切除してから同じ実験を行いました。

すると、虫垂がないマウスは菌がいる環境に移ってもＩｇＡ抗体を出す白血球がうまく増えないことがわかりました。そして、最終的に定着する腸内フローラのバランスが大きく乱れていることも明らかになりました。

じつは、虫垂の中には白血球が集まる特別な場所、虫垂リンパ組織があります。この場所で、白血球たちは腸内にどんな細菌がいるかを〝学習〟し、その細菌をターゲットにし

■白血球が腸内細菌を“学習”する仕組み

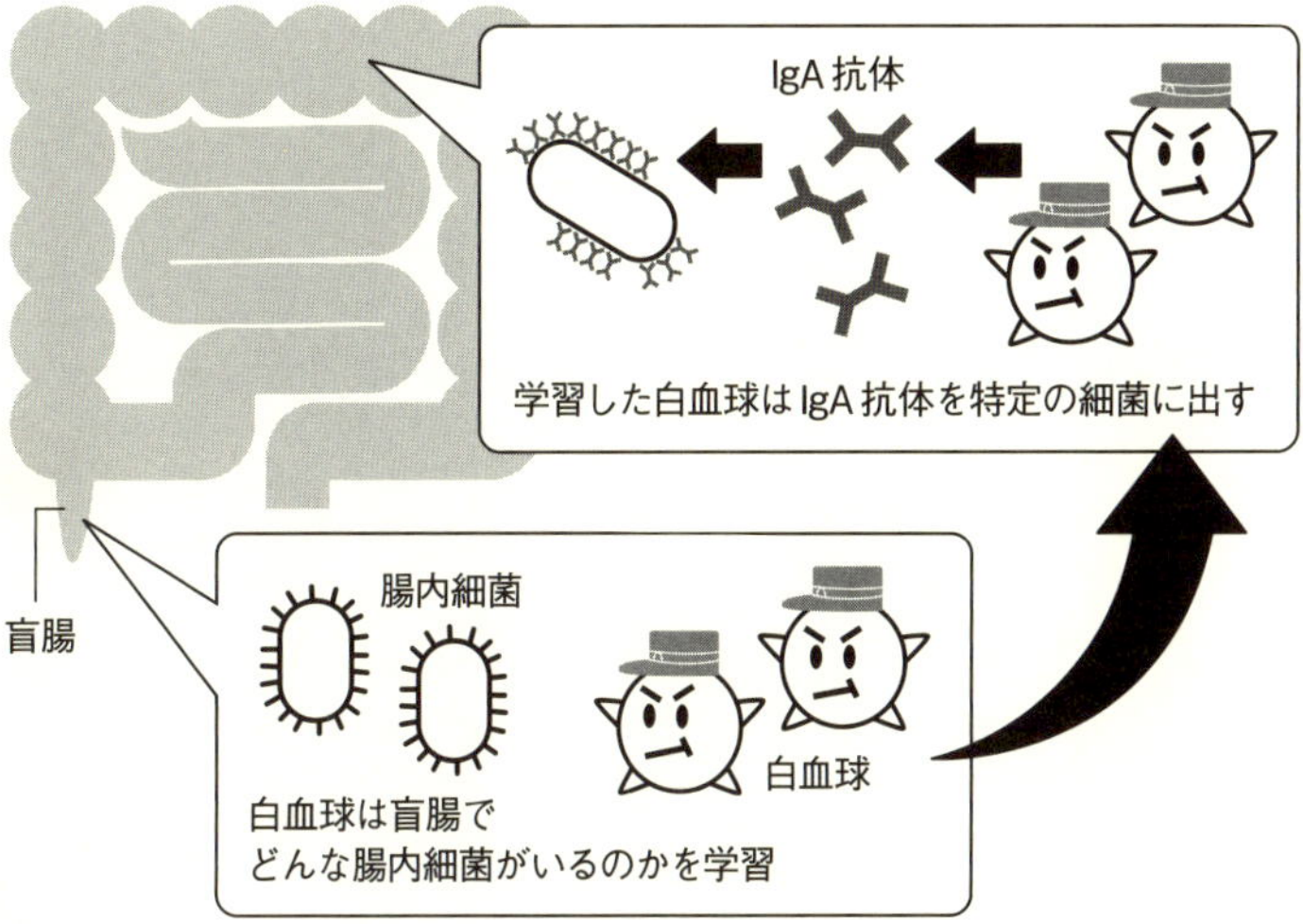
IgA 抗体
学習した白血球は IgA 抗体を特定の細菌に出す
盲腸
腸内細菌
白血球
白血球は盲腸で
どんな腸内細菌がいるのかを学習

たＩｇＡ抗体を作れるように成長しています。いわば、〝白血球の学校〟のような場所だったのです（上の図参照）。このことを踏まえて、先ほどの実験を振り返ると次のように理解できます。

無菌のマウスでは、腸内に細菌がいないため、学習が行われず、ＩｇＡ抗体を出す白血球が生まれません。菌のいる普通の環境に移されると、腸内に細菌が増え、虫垂で白血球がこれを学習、細菌に合わせたＩｇＡ抗体を出しはじめます。

ところが、虫垂という学校を切り取ってしまった場合、菌が入ってきても白血球の学習は行われず、ＩｇＡ抗体を出す白血球が生まれないのです。

無菌のマウスを、菌がいる普通の環境に移す実験は、赤ちゃんが腸内細菌を獲得していくのと同じプロセスを再現しています。人間の赤ちゃんも、虫垂で菌を学習しながら、どんなＩｇＡ抗体を出すべきかを決めていくのだと考えられます。

つまり、**私たちの体が腸内細菌を選ぶときには、大きくふたつの段階があると言えます。人類と共に生きる細菌の大枠を決める「遺伝子」と、虫垂で行われる「学習」です。**遺伝子が決めた大枠の中で、さらに細かくどんな菌を選ぶのかは、私たちが生まれたあとに、虫垂リンパ組織のなかで行われる学習によって決められていきます。腸内フローラに個人差があるのは、学習された内容が一人ひとり、違っているからです。

ところで、私は「虫垂」を切っちゃったけど大丈夫かな、と思われた方もいるのではないでしょうか？　じつは、取材班の中にも1名おります。

竹田さんに聞いてみると、「発達段階では重要かもしれないが、ある程度成長してから切除しても、ほとんど影響ないのではないか」とのお答えでした。すでに白血球が学習を終えているから、大丈夫だろうというのです。

また、たとえ子どものころに切ってしまったとしても、白血球の学校となるリンパ組織は小腸にも存在するので、IgA抗体がまったく作れない、というわけではなさそうです。

ただ、進化の観点で考えると、虫垂を理由もなく切り取ってしまうようなことは避けたほうがいいと言えます。虫垂炎は若い人に起こりやすく、一昔前までは死に至る病でした。虫垂がもし、生存のために何の役にも立たないとしたら、こんな危険な部位は急速に退化するはずなのです。それにも関わらず、いまだに虫垂が退化せず残っているのは、不利な点を補って余りあるだけの有利な点があるからだと考えるのが自然です。

それが腸内細菌と関係しているとしたら、画期的な発見と言えるでしょう。

▼取材班の空想——恐竜の時代まで遡り、共進化の秘密に迫る

この章では、コアラの話から始まり、「共進化」という視点で人間と腸内細菌の関係を見直してきました。何千万年もかけて共に生きる仕組みを築いてきたのであれば、腸内細菌が人間の全身の健康と切っても切れない関係にあることも不思議ではなくなってきます。

ここでは、その関係が生まれた経緯を具体的に考えてみたいと思います。

例として、第1章で何度も出てきた、腸内細菌が出す〝天然のやせ薬〟短鎖脂肪酸を思

い出してみましょう。なぜ腸内細菌が、宿主の肥満を防ぐ役割をするようになったのか？長い進化の歴史のなかにその答えがあるはずです。いったいどのくらい時間を遡ればいいのか、見当もつきません。

ですから、これからする話はあくまでも取材班の空想にすぎず、科学的事実ではありませんが、映像を思い浮かべながら、想像をたくましくしてみてください。

……遠い遠い昔、恐竜たちの時代。空には大きな翼をもった翼竜が飛び交い、地上には大小さまざまな肉食恐竜たちが、わがもの顔で歩き回っています。

そのころ、私たちの祖先はまだネズミのような姿をしていました。しかし、腸内にはすでに細菌が住み着き、共生が始まっています。

私たちの祖先は雑食性で、虫などもときどきは食べるものの、主たるエサは木の実や植物の葉など、食物繊維が豊富に含まれている食べ物でした。しかし、末裔《まつえい》である人間と同様に、私たちの祖先は食物繊維を消化できません。腸内細菌が分解してくれることで初めて、腸から吸収することができました。本来は消化できない食物繊維をエネルギー源にすることで、少しの食事でも生きられる特技を身につけていたのです。

この特技のおかげで、私たちの祖先はエサが少ない飢餓の時代を生き延びてきました。

ところがそんな時代はいつしか過ぎさり、飽食の時代がやってきました。温暖な気候で植物がうっそうと繁茂しています。エサが豊富で、楽をして、どんどん食べられるようになりました。

今、まるまると太った数匹の祖先たちが、のんきにエサをかじっています。すると突然、背後から、小型の肉食恐竜が現れ、襲いかかりました。蜘蛛の子を散らすように逃げ出す祖先たち。

しかし、一番太っていた1匹が逃げ遅れます。恐竜はこれを見逃さず、素早い動きで捕らえると、ひと飲みにして食べてしまいました。悠々と去っていく恐竜を、祖先たちは物陰に身を潜めて、じっと息をこらして見送るしかありませんでした……。

つい長々と書いてしまいましたが、端的に言えば、「太っていると敵から逃げ遅れて、死んでしまう」という話です。

私たちの祖先は、飢餓の時代と飽食の時代を何度も経験しながら進化してきたことでしょう。食事から多くのエネルギーを得られる特技は、飽食の時代にはアダになってしまいます。かといって、その特技を捨ててしまった者は、次に飢餓の時代がやってきたときに乗り切ることはできません。いったいどうすればいいのでしょうか？

より多くのエネルギーを得る特技は維持しつつ、飽食の時代にも肥満になりにくい仕組みが必要なのです。

「短鎖脂肪酸」は、腸内細菌が食物繊維を分解するときに自然に出てしまう〝細菌のうんち〟のようなものです。つまり、食事の量が多ければ多いほど、たくさん出ることになります。ですから、「短鎖脂肪酸が多いと肥満を防ぐスイッチが入る」という仕組みは、非常に理にかなっているのです。

そして、偶然にもそういう仕組みを獲得したものだけが生き残った、というのが進化の基本的な考え方です。今、進化の歴史を生き残った私たちに、そんな仕組みが備わっているのは、当たり前とも言えるでしょう。

▼ひとりで生きるより、助け合うほうがずっといい

ところで、ここでもうひとつの疑問がわく方もいらっしゃることと思います。そもそも「食物繊維を分解する能力」や「短鎖脂肪酸を作る能力」を人類自身が獲得することはできなかったのか、という疑問です。そうすれば、腸内細菌の助けなど借りなくても、人間は人間だけで生きていけます。コアラにしても、シロアリにしても、自分たちの遺伝子のなかにユーカリを消化する能力や、木を消化する能力を組み込んでしまえば、わざわざ細菌と共生しなくてもよかったはずです。

しかし、**地球上のありとあらゆる動物は、単独で生きるようには進化せず、腸内細菌と「共進化」しています。それはつまり、共進化したほうが、ひとつの種が単独で進化するより有利だという証拠でもあります。**

ここからの話は、ちょっと難しく感じるかもしれませんが、生命の本質に迫る、とても興味深い話なので、少しだけお付き合いください（面倒だとおもったら、次の項目まで読み飛ばしてもらっても構いません）。

取材班が共進化について議論しているとき、大先輩にあたる元ディレクターが現れて、こんな話をしてくれました。

彼が以前、進化に関する番組を制作した際、専門家が「遺伝子を保持するのはコストがかかる。進化とは遺伝子を捨てていく作業だ」と言ったそうです。進化と言えば〝遺伝子を獲得する〟ことだと思うのが普通ですが、〝遺伝子を捨てる〟とはどういうことでしょうか。

たとえば、ビタミンCは私たちが生きていくために必須な栄養素ですが、人間は自分の体内でビタミンCを合成することができません。しかし、動物の多くはビタミンCを体内で合成できます。おそらく人類の祖先も、ビタミンCを体内で合成できただろうと考えられています。人類は進化の過程で、その能力を捨ててしまったのです。

人類は非常に長い間、ビタミンCが豊富な野菜や果物がたくさんある環境で進化していて、体内ではビタミンCがあり余っていました。そんな状況で、ビタミンC合成遺伝子を持っていても、ビタミンC合成に余計なエネルギーを使ってしまうだけで、かえって損をします。だから人類は、この遺伝子を捨ててしまったというのです。

つまり、余計な遺伝子を持っているのはコストがかかるので、ビタミンCの合成は野菜や果物などの植物の遺伝子に任せ、自分の遺伝子として持つのをやめてしまったわけです。
このように、**生物は生きていくために必要な機能を、すべて自分の遺伝子として持つのではなく、他の生物に任せられるときは、任せてしまいます。**

さて、第2章の脳のパートで触れたように、腸はもっとも早くから発達した臓器です。動物は脳よりも先に腸を獲得しました。原始の祖先の腸の中にも、細菌が住み着いたに違いありません。動物の進化は相当早い段階から腸内細菌がいる状態で進み始め、ずっと腸内細菌と共に生きてきたと考えられます。そうだとすると、「細菌ができる仕事は腸内細菌に任せる」という戦略で進化してきたのは当たり前のことです。

どこかの段階で自分で持っていた遺伝子を捨てて腸内細菌に任せた役割もあるかもしれませんし、そもそも腸内細菌にお任せで最初から持たなかった遺伝子もあったことでしょう。腸の中に細菌を住まわせておきさえすれば、その菌が持つ遺伝子を、まるで自分のもののように利用することができるのです。**極端に言えば「腸内細菌＝私たちの遺伝子の一部」なのです。**

しかも、細菌の遺伝子を利用することには、もうひとつ有利な点があります。それは、新たな遺伝子の獲得の速さです。細菌は、世代交代が早く、また、遺伝子が簡単に書き換わってしまう性質があるため、新しい遺伝子を獲得するスピードが非常に速い生き物です。そのため、人間が自分の遺伝子として獲得しようとすると何百万年もかかってしまうようなことを、ごく短い時間で行うことができます。

また、細菌は外部から遺伝子を〝とりこむ〟こともできます。たとえば、日本人の腸内には、海藻を消化する細菌がいることをご紹介しました。この細菌が持っている「海藻を消化する遺伝子」は、もともと海の中で海藻を食べて生きている細菌が持っていたものだと考えられています。こうした菌は海藻にくっついていますから、日本人の祖先が海藻を食べたとき、腸内に入ってきました。細菌の場合、ある種の細菌から別の種類の細菌へ遺伝子が移動する、という現象がかなり頻繁に起こります。「海藻を消化する遺伝子」は、その仕組みによって腸内細菌の中に入ってきた可能性が高いといわれています。

こうしていったん「海藻を消化する腸内細菌」が生まれてしまえば、あとはこの菌を代々受け継ぐだけで、日本人は海藻を消化できることになります。人間自身の遺伝子として獲得するよりも、ずっと簡単に、生きるために役立つ機能を手に入れることができたのです。

腸内細菌の遺伝子について、ちょっと面白い話があります。腸内フローラの構成は人それぞれ違い、数百種類もの菌が、さまざまな割合で入り乱れています。ところが、遺伝子解析の技術を使って「遺伝子の機能」がどういう割合になっているかを調べてみると、不思議なことにすべての人の腸内フローラがほぼ同じ割合になるというのです。これは、一人ひとりの腸内フローラは別の〝顔〟をしているけれども、全体の〝役割〟としては同じ機能を果たしていることを示していると言えます。

人間が持っている遺伝子の数は、2万数千個といわれますが、腸内フローラの細菌たちが持っている遺伝子の総数は、その100倍にもなることがわかっています。そのなかには、人と腸内細菌、お互いが生き残っていくために必要な遺伝子がたくさん入っているのだと思うと、もはや腸内フローラは〝私たちの体の一部〟どころか、向こうの方が〝本体〟と呼ぶべき存在なのではないかという気さえしてきます。

▼「昔ながらの生活が健康にいい」のは、腸内細菌と共進化してきたから

さて、身近な話に戻りましょう。私たちは「共進化」という視点を持つことで、健康の秘訣を手に入れることができます。

2013年、「和食」がユネスコ無形文化遺産に登録されました。健康にいい食事の代表として世界でも大ブームです。和食がなぜ健康にいいのか、たくさんの理由があることを皆さんもご存じのことでしょう。

では、「和食を食べる恩恵は、外国人より日本人のほうがずっと大きいはず」と言ったら、その理由はどうでしょう？

本書をここまで読んできた皆さんには簡単かもしれません。答えは、私たちのお腹の中にいるのが、〝和食を食べて生きてきた腸内細菌〟だからです。

「共進化」では、非常に長い時間をかけて、一番〝うまくいく〟ような仕組みが徐々にできあがります。その間、私たちの先祖たちは和食を食べていました。ですから、和食を食べる環境で一番〝うまくいく〟ように、私たち自身も、腸内細菌も、「共進化」しているはずなのです。

それぞれの民族には、それぞれの食生活に最適化された腸内細菌がいるに違いありません。アメリカ人が和食を食べても体にいいかもしれませんが、彼らの腸内細菌がその真価をひき出してくれるとは思えません。ですから、和食の恩恵が一番大きいのは、やはり日本人なのです。

では、食生活が急変してしまったらどうなるでしょうか？ 長い時間をかけて築き上げられた共生のバランスはいったん崩れ、新たなバランスを探りはじめなければなりません。それまでと同じくらい〝うまくいく〟ようになるまでには、何世代も待たなければいけないでしょう。

さて、現在の私たちの生活は、共生のバランスが〝うまくいく〟食事になっているのか？ 皆さんはどう思われるでしょうか。

「昔ながらの生活が健康にいい」とはよく聞く話ですが、腸内細菌との「共進化」という視点で考えると、その意味が深く理解できるような気がします。

もちろん、昔ながらの食生活さえしていれば健康でいられるというわけではありません。

たとえば、昔の日本人は塩分を摂りすぎていたため、脳卒中が多く発生していました。こうした欠点は、改善していかなければなりません。

しかし、**食べる物を短期間で一変させてしまったら、私たちの先祖と腸内細菌が築き上げてきた「共進化」の成果を台無しにしてしまうことを、肝に銘じておかなければなりません。**

私たちは、腸内細菌と共に進化し、共に生きている。そしてそれは、長い歴史の中で積み重ねられてきたものである。この視点でいろいろなことを見直していけば、生活のあらゆる場面で、私たちはどうするべきなのか、答えが自ずと見つかってくるのではないかと思います。

第3章のまとめ

人間と腸内細菌は一体になって初めて〃ひとつの生命体〃になる

この章でもっとも大切なキーワードは、「共進化」です。人間と腸内細菌は長い時間をかけて、互いに助け合う仕組みを作ってきました。

ところで、本書ではずっと、人間と腸内細菌が〃助け合っている〃というスタンスで語ってきましたが、この言い方に違和感をおぼえている方もいるかもしれません。

「腸内細菌には人間を助ける意志があるわけじゃない。ただ単に、互いに利用し合っているだけじゃないの？」

たしかに、そういう考え方もできます。

「腸内細菌は人間の腸に住み着いて、食べ物を〃横取り〃している」

「人間は腸内細菌が作るさまざまな物質を〃利用している〃」

見方を変えれば、ドライな関係とも言えます。

でも、そういう見方をするならば、人間の細胞同士も同じことです。つまり、「脳の細胞は、腸の細胞が吸収した栄養を〝横取り〟している」「腸の細胞は脳の細胞を〝利用して〟食べ物を運ばせている」とも言えるのです。

進化の歴史のなかで、多細胞生物は分業することで生存競争を生き抜いてきました。細胞同士が互いに〝助け合っている〟と考えるのか、〝利用している〟と考えるのかは自由ですが、どちらかと言えば助け合っていると言ったほうが、しっくりくるのではないでしょうか？　これと同じように、共に進化してきた腸内細菌と〝助け合っている〟と表現するのも自然なことだと思っています。

腸内細菌は、1個の細胞でできた生き物です。人間の細胞も、それ1個でちゃんと生きている〝生き物〟です。一つひとつの細胞という生命の基本に立ち返ってみれば、人間の細胞と腸内細菌の細胞にそれほど大きな違いはないとも言えます。それらの細胞が助け合って生きている。長い共進化の歴史を考えると、人間の細胞と腸内細菌の境目は、ひどくあやふやなものに思えてきます。

腸内フローラの研究者の多くは、「人間と腸内細菌は一体になって初めてひとつの生命体である」と考え、〝超生命体〟という言葉を使います。

理化学研究所のシドニア・ファガラサンさんもインタビューの際に〝超生命体〟という言葉を使って、哲学的とも言える深い話をしました。

翻訳が非常に難しいですが、できるだけ原文に忠実に書いてみます。

「いま、あなたが〝私〟を見るとき、あなたは〝私と腸内細菌〟を見ているべきです。私たちは〝超生命体〟です。人間の細胞の10倍もの腸内細菌がいて、人間が持つ遺伝子よりもずっと多くの遺伝子を腸内細菌が持っています。人類は、自分たちが〝超生命体〟であることに気づいていませんでした。私たちはもう少し謙虚になって、自分たちの中に住まわせているものを、理解しなければなりません。私たちは、腸内細菌と共に生きています。〝私〟とは、〝腸内細菌と私〟なのです」

この言葉は、私たちが一人で生きているのではないことを思い出させてくれます。現代社会に生きていると忘れてしまいがちですが、私たちは自然の一部であること、目には見えない小さな生き物たちとの関係性のなかで生かされていることに感謝しなくてはいけないのかもしれません。もちろん人間だけでなく、地球上に住むありとあらゆる生物がそうです。

すべての生物は、細菌を通して地球規模でつながっている、と語る科学者もいます。あまりに壮大な話で、取材当初はついていけない面がありましたが、番組を制作し終えた今では、そうした考え方の意味も徐々にわかってきました。

腸内細菌は、いま、この瞬間も私たちのお腹の中で生きています。

コラム

ヨーグルト菌は腸に住み着く？　住み着かない？

ここでクイズです。

ヨーグルトを食べたら、中に入っている菌は腸に住み着くでしょうか？

じつは、この問題の答えは本書の中ですでに述べてあるのですが、あらためて正解を発表させていただきます。ほとんどの場合、住み着きません。

ヨーグルトを毎日食べ続けているうちは便から菌が検出されますが、食べるのをやめれば、数日で検出されなくなるそうです。つまり、菌は定住しません。ヨーグルト菌が粘液層に入ることに失敗しているからだと考えられます。

さて、こんな話をして、ヨーグルトの会社から苦情が来ないのか？　大丈夫です。ヨーグルトを作っている会社も、ちゃんと知っている話だからです。そもそも、1回食べただけでお腹の中にずっと菌が住み着くのなら、商品が売れなくなってしまいます。「だから毎日食べよう！」という宣伝ができて、かえってそれでいいのです。

「でも、住み着いてくれないなら、ヨーグルトを食べても意味ないじゃない！」と思った方は、早とちりです。腸内フローラにとってヨーグルトの菌は一時的に訪れる〝お客さん〟であったとしても、食べ続けている限りは一定の数が保たれ、生態系の一員として働く可能性があるからです。他の菌たちに働きかけて、腸内フローラのバランスをいいほうへ変えてくれるかもしれません。

また、細菌学の専門家のなかには、「長く住み着かないからこそ、ヨーグルト菌はいい菌なのだ」という人もいます。

生きた菌を食べる場合、思わぬ効果をもたらして、よくないことが起きる可能性もゼロではありません。でも、ヨーグルト菌はすぐにいなくなるので、万が一、悪いことが起きたとしても長引かない。だから安心して食べられるのだ、というのです。なるほど、そんな考え方もあるのか……。

ヨーグルト菌に、住み着いてほしいような、ほしくないような。なんとも微妙な気持ちになりますね。

第4章

〝理想の腸内フローラ〟を求めて

第3章では、人間と腸内フローラの関係が、はるか昔からの「共進化」によって築き上げられてきたことを見てきました。しかし今、時代は急速に変化し、その関係性は変わりつつあります。これから先、いったいどうなっていくのでしょうか？　最終章では、人と腸内細菌の未来を探っていきたいと思います。

多くの人が興味を持つのは、もっと腸内フローラの力を引き出して、健康長寿を手に入れることはできるのか、ということ。それは、今まさに世界中の科学者が取り組んでいる研究です。

一昔前ならば、「善玉菌」を増やして「悪玉菌」を減らしましょう、という話になるのですが、これからの時代はそうした単純な線引きから大きく飛躍しようとしています。最先端の研究をご紹介しながら、腸内フローラをとりまく現状と未来について語りたいと思います。

▼長寿を目指すには〝腸内細菌の遺伝子〟研究が不可欠

まず、腸内細菌の研究が、ここ数年でなぜこれほど急激に進んだのかについて簡単にまとめておきたいと思います。

背景には、遺伝子解析技術の進歩があります。

少し前まで、細菌の研究といえば、シャーレの上で菌を培養することから始まりました。生きた菌を寒天などでできた培地に置いて、適切な温度で育てると、菌が増殖してコロニーができます。ひとつのコロニーは1種類の菌だけのカタマリになっているので、こうすることで、菌を1種類ずつ分離して、その性質を調べていくことができます。「単離培養」という研究の基本でした。

ところが、腸内細菌の大部分は嫌気性細菌と呼ばれる、酸素がある環境では育たない菌でした。そのため、シャーレの上で培養しても、ほとんどの菌は死滅してしまいます。科学者たちは腸内に非常に多くの種類の菌がいることに気づかず、腸内フローラの全体像を摑めていませんでした。

1990年代後半、新しい技術が登場します。「16SリボソームRNA解析」と呼ばれる遺伝子を使った解析法によって、培養をしなくても菌の種類を見分けることができるようになりました。ただし、当時の解析装置では、腸内フローラ全体の莫大なデータを読み解くには、とてつもない時間がかかることが問題でした。

その状況が2000年代後半になると一変します。圧倒的な速さで遺伝子解析を行う機械、「次世代シークエンサー」が次々と開発され、以前なら1年以上かかっていた解析作業が1日で終わるようになります。さらに、2003年には、世界的プロジェクトとして進められていた「ヒトゲノム計画」が終わり、遺伝子解析を得意とする科学者たちが、新たなフロンティアである腸内細菌の世界に乗り出してきました。

こうして、新しい解析法、新しい機械、そして、優秀な人材が結集することで、腸内細菌研究がにわかに活況を帯びたのです。

2007年、アメリカの医療研究の総本山とも言える国立衛生研究所（NIH）が1億5000万ドルという巨額の資金を投入して、「ヒト・マイクロバイオーム・プロジェクト」を始めました。2008年には、ヨーロッパと中国を中心としたMetaHITと呼ばれる研究プロジェクトも始まっています。

これらのプロジェクトが次々と成果を挙げたことで、産業界からも注目され、ベンチャー企業が次々と立ち上がりました。なかでも、ヒトゲノム計画の中心人物のひとりだった、クレイグ・ベンター博士が2013年に立ち上げたヒューマン・ロンジェビティ社（直訳すれば「人間長寿社」)は、ちょっとした話題を呼びました。

この会社は、個人個人の全ゲノムを数万人規模で解読してデータベースを作り、長寿のための情報を探るというプロジェクトを始めたのですが、面白いのは、人間のゲノムと同時に「腸内細菌のゲノム」を読むと発表したことです。ひとりの人の長寿を目指すには、腸内細菌の遺伝子もあわせて考えることが不可欠だと考えているのです。

欧米では、腸内細菌の遺伝子解析事業は、ヒトゲノム計画と並ぶ一大プロジェクトであり、**ヒトゲノムだけでは解明できなかった健康に関するさまざまな情報が、腸内細菌のゲノムの中にある**と見込んでいます。実際、ヒト・マイクロバイオーム・プロジェクトは、「第2のヒトゲノム計画」とも呼ばれていました。

いま、海外の研究機関や企業は、腸内細菌の遺伝子を網羅的に解析するメタゲノム解析によって、腸内フローラが持つ機能のすべてを読み解き、利用しようと熾烈な競争を始めています。

▼検便だけで、ほとんどの病気がわかるようになる⁉

ＮＨＫスペシャル「腸内フローラ」のオープニングにも登場したヨーロッパ分子生物学研究所でも、腸内フローラと病気の関係について解析を進めています。取材班がこの研究所に興味を持ったきっかけは、「マイ・マイクローブ（私の腸内細菌）」と呼ばれる面白いプロジェクトを行っていることでした。

このプロジェクトでは、一般の人を含めた全世界の人に「大便」を送ってほしいと呼びかけています。しかも、解析にかかる10万円ほどの費用も、参加者の自己負担です。

わざわざお金を払ってまで自分の腸内フローラを解析したいという人がいることが驚きですが、すでにプロジェクトでは10カ国２５００人以上の便を集めました。ヨーロッパ諸国はもちろん、アフリカやアジアからも集めています。もちろん、日本人の便もあります。「人間の便」は細菌のかたまりなので、郵送するには細心の注意が必要です。密閉容器に入れ、凍らせた状態で空輸しなければなりません。こうした手間とお金をかけるなら、「自分で行ったほうが早い」とばかりに、わざわざ研究所のあるドイツまで飛行機でやってきて、「うんち」をして帰って行った人までいるといいます。

プロジェクトのリーダーであるペール・ボーク博士は、この研究の成果に大いに期待しています。

「すでに30以上の病気で腸内フローラとの関係が見つかっています。こうしたデータを元に研究を進めれば、さまざまな病気の診断・予防に役立てられるでしょう」

「マイ・マイクローブ」のプロジェクトでは、まだ病気のリスクを判定するには至っていませんが、参加者は自分の腸内細菌のデータをインターネットを通じて見ることができます。このプロジェクトは、近く日本にも拠点を構え、本格的に日本人の参加者を募ろうとしています。検査費を払ってでも、自分の腸内フローラを知りたいという参加者がどれくらいいるのか？　興味があるところです。

▼病気の人と健康な人、腸内フローラはどう違う？

ところで、病気の人と健康な人では腸内フローラが違うといいますが、実際、どう違っているのでしょうか？　第1章でご紹介したアリアケ菌のように、特定の菌で見分けられ

■健康な人と病気の人の腸内フローラの分布図

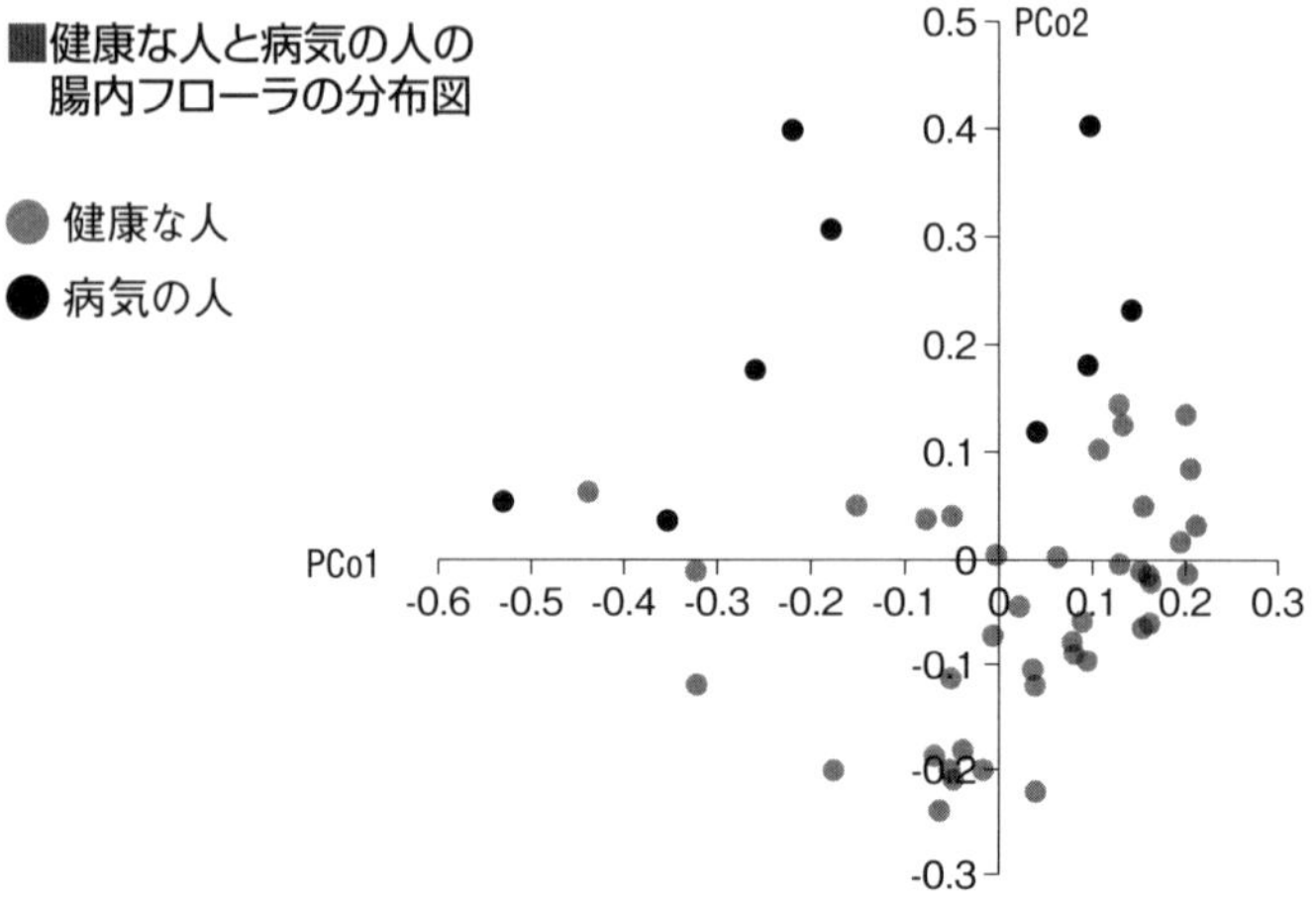

データ提供：早稲田大学 服部正平教授

ればわかりやすいのですが、多くの場合、そうはいきません。

　上の図は、腸内フローラの分析に使われる代表的なものです。腸内細菌の遺伝子解析の第一人者である、東京大学名誉教授で現在は早稲田大学で研究を続ける服部正平さんの研究です。一つひとつの点が、一人ひとりの腸内フローラの特徴を表しています。健康な人は右下にかたまっていますが、ある病気にかかっている人は上のほうに位置しています（論文発表前の貴重なデータなので、どんな病気かは伏せさせていただきますが、腸の病気ではなく、別の臓器の病です）。

　病気の人は健康な人と明らかに違う特徴を示していることがわかります。では、いったいどんな違いなのでしょうか？　この図は「主座標分析」という、膨大なデータから特徴を探り出す際によく使われる統計的手法で描かれています。データ同士が似ているか違っているか、どのデータ同士が近くて、どのデータ同士が遠いかを見た目でわかりやすくしてくれるいい方法なのですが、では、縦軸、横軸は何を表している軸かと問われると、一般の人にわかるように説明することは専門家にとっても簡単ではありません（難しくなるので、ここでは割愛します）。

このように、病気の人と健康な人では腸内フローラが違うことは明確なのですが、その違いの中身を詳しく知るためには、今後さらに研究を続けていく必要があります。**善玉菌・悪玉菌といった単純な仕分けではわからない、奥深い世界が広がっているのです。**

さて、そんななかで、**腸内フローラが健康かそうでないかの指標となる、非常にわかりやすい特徴がひとつ見つかっています。それは、腸内フローラの「多様性」です。**

これまで、糖尿病やがんなど数多くの病気で、腸内フローラの「多様性」が低下していることが報告されています。老化が始まると「多様性」が低下することも、すでに紹介しました。「多様性の低下」とは、簡単に言えば腸内細菌の種類が減るということです。

なぜ腸内細菌の種類が減るのがよくないことなのでしょうか？　ここからは、「多様性」という キーワードから、腸内フローラと健康の関係を探っていきましょう。

▼大便を〝移植する〟衝撃の治療法「便微生物移植」

腸内フローラの多様性が低下することで起きる、深刻な病が世界を悩ませています。「偽膜性大腸炎」は、腸内でクロストリジウム・ディフィシルという菌だけが異常繁殖し、その他の菌が極端に少なくなる病気で、別名「クロストリジウム・ディフィシル感染症」とも呼ばれます。主な症状は、下痢や吐き気、全身の倦怠感などで、悪化すれば死に至ります。日本ではまだあまり聞かない病気ですが、欧米では患者数が急増しており、アメリカだけでも年間1万人を超える死者が出ています。

じつは、ディフィシル菌そのものは、健康な人の腸内にもいるので、一概に病原菌とは言えません。でも、1種類だけが異常に増殖すると「病気」になってしまうのです。異常繁殖の原因は、抗生物質の使いすぎにあると言われています。

ディフィシル菌は抗生物質が効かない「耐性菌」になりやすい性質を持っています。何度も繰り返し抗生物質を使っているうちに、他の腸内細菌の勢力が衰え、耐性を獲得したディフィシル菌だけが、どんどん増えてしまうのです。治療には、さらに強い抗生物質を使うしかありません。しかし、ディフィシル菌を完全に殺すことは難しく、再発を繰り返すケースが多発しています。いったんこうなってしまうと手の施しようがなく、治療は行き詰まっていました。

そんななか、画期的な治療法が登場しました。2012年ごろから急激に普及を始めた、「便微生物移植」と呼ばれる方法です。

便の微生物、つまり腸内細菌を移植するというのですが、いったい、どうやるのか？

その方法を聞いて、私たちは耳を疑いました。健康な人の大便を、患者の腸に流し込むというのです。**この衝撃的な治療法、効果は絶大で、抗生物質が効かない重症の患者に対して、なんと92％もの成功率**だといいます。アメリカ消化器学会のガイドラインでは、再発を繰り返す患者に対して、便微生物移植を「推奨する」としており、もはや標準治療になっています。それにしても、治療に「人間の便」を使うとは……。取材班は詳しい話を聞くため、アメリカへ向かいました。

▼腸内細菌のパワーを活かす最新治療・密着ドキュメント

アメリカ、インディアナ州に住む、ロシェル・アノーさん47歳は、半年ほど前から全身の倦怠感と吐き気に悩まされていました。毎日の家事もままならず、病院で検査を受けてみると「偽膜性大腸炎」と判明。3か月間、抗生物質での治療を試みましたが、いっこうによくなりません。そこで、インディアナ州立大学で「便微生物移植」を受けることになりました。

私たちがロシェルさんの自宅を訪れたのは、移植の前日でした。

玄関で出迎えてくれた彼女は、重い病気にかかっているという感じこそしませんでしたが、顔色は青ざめ、声に力がありません。今の病状や、これまでの経緯などを聞いたあと、申し訳ないとは思いつつ「この治療法に抵抗はないですか？」と聞いてみました。すると、ロシェルさんはこう言いました。

「抵抗はありません。医師を信頼しています。もちろん、ちょっと怖い気はしますが、この方法しかないんです」

表情には、ゆるぎない決意がみてとれました。

移植は翌朝早くから始まりました。主治医のモニカ・フィッシャー医師は、年間100件を超える便微生物移植を行うエキスパートです。学会が勧めているとはいえ、この方法を実践している医師はまだ限られているため、遠方からも患者がやってくると言います。

移植前の準備を見せてもらいました。

手術着に身を包み、衛生管理された部屋に入ります。病院スタッフが〝茶色の物体〟が入ったプラスチック容器を開けると、皆さんご存じの、〝あの臭い〟が部屋中に立ちこめました。「今朝出たばかりの、フレッシュなものですよ」とフィッシャー医師。冷凍保存されたものを使う病院もあるようですが、ここでは新しいものを使います。

〝茶色の物体〟の主は「匿名の提供者」。普通は、家族から提供を受けることが多いのですが、ロシェルさんの場合、家族にも偽膜性大腸炎の病歴があったため、他人の便を使うことになりました。提供者はあらかじめ検査を受け、便の中に有害な細菌が含まれていないことを十分チェックしています。

〝茶色の物体〟を200ミリリットルの生理食塩水に溶かし、固形物を濾過すると、治療に使う〝茶色の液体〟が完成します。

これを患者の腸に入れる方法はいくつかあり、鼻からチューブを使って入れる方法、肛門から浣腸で入れる方法などもありますが、この病院では大腸内視鏡を使っています。最近の内視鏡には、先端から薬などを放出する機能が元々ついていて、これを利用します。内視鏡を肛門から入れて大腸の一番上流にあたる部分まで持って行き、〝茶色の液体〞を放出して流し込むのです。

液体の準備が終わり、いよいよロシェルさんが部屋に入ってきます。さすがに移植中の撮影はできません。私たちは部屋の外に出ました。

控え室で待つこと4時間、ロシェルさんが出てきました。ちょっと疲れた表情です。モニカ医師によると、実際の流し込みにかかった時間は10分ほどだそうですが、アメリカでは大腸内視鏡を全身麻酔で行うため、出てくるまで時間がかかるのだそうです。この日は、挨拶だけ済ませ、早々に立ち去りました。

2日後、取材班は、再びロシェルさんの家を訪ねました。玄関で迎えてくれたロシェルさんの表情は、3日前とは明らかに違っていました。

「全然違うわ。すっかりよくなったの」

そう言う彼女の頬にはほんのりと赤みがさしています。そして、病気になって以来、外出できなくなったと話していた彼女が、夫と共に近くの公園まで散歩に出かけました。その確かな足取りに、私たちは彼女の回復を確信しました。

それにしても、たった2日で効果が出るものなのでしょうか？

あらためて、モニカ医師に聞いてみました。すると、さらに驚くような話を教えてくれました。

「重症でベッドに寝たきりになっていた患者が、便微生物移植の翌日には、人工呼吸器がとれ、薬も必要なくなってしまうことがあるんです」

もちろん、個人差はあるものの、数日で効果が出ることは珍しくないようです。モニカ医師は、目を輝かせて言います。

「この治療法は、本当にやりがいがあります。だって、他の治療では治せない患者の命を救うことができるんですから」

▼「善玉菌がいれば、健康な腸内フローラ」とは言えない！

どうして、〝うんち〟を入れると治るのでしょうか？

メカニズムがすべて解明されているわけではありませんが、キーワードはやはり「多様性」です。

便微生物移植を行うと、健康な人の腸内フローラを構成する多種多様な菌が丸ごと腸内に入ってきます。これらの菌が全体として、ディフィシル菌の繁殖を抑え込むのだと考えられています。ビフィズス菌や乳酸菌などの菌を単体で飲んでも、ほとんど効かないそうです。

「多様性」が大切なのは、腸内細菌が〝チームプレー〟をしているからだと考えられています。Aという細菌が生きていくためには、Bという細菌が必要で、Bという菌も、Cという菌の助けを必要としている……。そういった関係性が複雑に絡み合って、細菌たちは生きています。まさに、腸内細菌の生態系があるのです。ディフィシル菌だけが優勢になった異常な生態系に、単独の菌で乗り込んでいっても、生き残ることができないのでしょう。

では、ディフィシル菌はなぜ、単独でも異常繁殖できるのか？

今のところ、「そういう菌だから」と言うより他ないようですが、ディフィシル菌単独の生態系が不安定であることは間違いありません。だからこそ、多種多様な菌がいる普通の生態系を入れるだけで、ディフィシル菌を簡単に抑え込めるのです。

多様性が重要なのは、腸内フローラが細菌たちの「生態系」であることを考えると、すんなりと理解できます。アフリカのサバンナ、熱帯のジャングル、さまざまな生態系を思い浮かべてください。

自然の生態系には、多種多様な生き物が住んでいます。それぞれの生き物は、自分勝手に生きているだけだとしても、生態系全体を見ると、〝役割〟を担っています。植物は太陽の光を浴びて成長し、草食動物のエサとなります。草食動物は肉食動物のエサとなり、動物たちのフンは植物の肥料となります。昆虫たちは花の蜜をもらって花粉を運び、鳥は植物のタネを運び……。

こうしたさまざまな〝役割〟があるなかで、ひとつの役割を1種類の生き物だけが担っている生態系があった場合、とても不安定です。たとえば、草食動物がウシしかいない生態系で、ウシの伝染病が大流行して数が激減したらどうなるでしょう。草は異常繁殖して他の植物に悪影響を与え、肉食動物は餓死、生態系全体が大きなダメージを受けてしまいます。しかし、たくさんの種で構成される生態系ならば、別の種類の生き物が役割を穴埋めしていくため、変化は小さくなります。ですから、なるべくたくさんの種類の生き物がいる生態系のほうが安定していて、〝豊か〟だと言えます。

腸内細菌の生態系でも同じことが言えます。多種多様な腸内細菌がいるほうが豊かな腸内フローラであり、安定しています。逆に、多様性が少ない腸内フローラは、なんらかのバランスが崩れている、異常な状態である可能性が高いのです。

こうした考え方は、これまでの「善玉菌」「悪玉菌」という概念を超えた、新しい腸内フローラの理解として定着しつつあります。もちろん、**ビフィズス菌や乳酸菌といった、いわゆる「善玉菌」がたくさんいることはいいことかもしれません。しかし、これらの菌が多いというだけで健康な腸内フローラとは言えません。**


さて、「病気の人と健康な人の腸内フローラの違い」を改めて考えてみたいと思います。さまざまな病気で、腸内フローラの多様性が落ちていることはわかっていますが、具体的にどう違うのかはまだこれから調べる段階で、なかなかすぐにはわからないのが現状です。

なぜ具体的な研究が難しいのか？　前述のとおり、一人ひとりの腸内にいる細菌は大きく違っています。これは、Aさんがサバンナの生態系なら、Bさんはジャングルの生態系、という具合で、生態系の構成員が違うことを意味します（ライオンがいる生態系もあれば、トラがいる生態系もある）。ですから、ある菌が多い、少ない、といった単純な情報から何かを読み取ろうとしても非常に難しいのです（ライオンが全然いなくても、トラがいれば問題はない）。

しかし、全体として「多様性」が失われていることは、生態系にとって〝何らかの異常〟が起きていることを示しているので、腸内フローラ全体の健康度の指標になるというわけです。

ですから、今後しばらくは「多様性」という指標に頼ることになるかもしれません。でも、もっと具体的なことが解明されていくのも、そう遠い未来ではないでしょう。そのことについては、後で述べたいと思います。

▼〝理想の腸内フローラを持つ人〟の便を移植すれば……？

腸内フローラが非常に多くの病気に関わっていることがわかり、便微生物移植という方法で、他人の腸内フローラを入れられることを知ると、多くの人が考えることがあります。それは、〝理想の腸内フローラを持つ人〟を探して、その人の便を移植してもらえば、腸内フローラに関する健康問題は全部解決するのではないかということです。

取材班は、最新研究を行う世界の科学者たちに、この質問をぶつけてみました。すると、多くの科学者が、「簡単ではない」としながらも、「可能性としては、あり得る」と答えました。

まず、「簡単ではない」の部分から考えてみます。

最大の問題は、「便移植を行っても、腸内フローラがそっくり入れ替わるわけではない」という事実です。たとえば、便移植を健康な人に行った場合、元々いる自分の腸内細菌が勝ってしまって、移植の効果は非常に小さくなります。ただし、病気の人の場合は、腸内フローラの多様性が低下しているため、より多様性の高い腸内フローラを入れてやれば、多様性を高めることはできます。しかし、その場合でも、便提供者の腸内フローラと完全に同じにならないことに変わりはありません。

また、もうひとつの問題として、理想の腸内フローラに近づいたとしても、「維持できるのか？」ということがあります。腸内フローラは、食生活などによって少しずつ変化していくものです。移植で一時的に理想に近づいたとしても、元の生活を続けていれば、維持できない可能性が高いと言えます。やはり移植だけでは解決せず、維持していくための何らかの方策が必要でしょう。

そして最後に、これはもっと根本的な問題ですが、「理想の腸内フローラは、人によって違うかもしれない」ということです。お腹の中にいる腸内細菌の種類は人によって違います。私たちの体は、それらの菌を〝学習〟して、IgA抗体を作り、これまでの人生を共に生きてきています。ある人にとって「理想」であっても、別の人にとって「理想」であるとは限りません。**万人に通用する「理想の腸内フローラ」が存在するかどうかはわからない**のです。もちろん、健康な人の腸内フローラを調べても意味がないというわけではありません。腸内フローラのいいところ、悪いところを探して、自分自身にとっての一番を目指すことが必要です。

さて、これらの前提を十分に知ったうえでなお、「理想の腸内フローラ」を移植することが、健康への近道となる可能性があると科学者たちが考える理由は何なのか。便微生物移植で行われている最新研究を見ていきたいと思います。

▼メタボも、腸の難病も、便移植で治る⁉

現在、便微生物移植の治療効果をはっきりと確認できている病気は、「偽膜性大腸炎」だけです。しかし、その他のさまざまな病気でも臨床試験が行われはじめています。なかでも、世界を驚かせたのが、オランダの研究チームが行ったメタボリックシンドロームの患者への便移植です。

この臨床試験は、〝メタボ患者〟18人に対して行われ、9人には「やせた人の便」を、あとの9人は「メタボ患者自身の便」を使って便移植が行われました。

そして、6週間後にインスリン感受性を測ります。インスリン感受性というのは、細胞がインスリンに反応して糖を取り込む能力のことです。インスリン感受性が低い人は、すい臓が通常より多くのインスリンを出さなければならず、無理をしているうちにインスリンが出せなくなって、糖尿病になってしまいます。メタボ患者では、一般にインスリンの感受性が低下していることが多く、これが回復するかどうかを調べたのです。

結果は、自分の便を移植された人には変化がなかったのに対し、やせた人の便を移植された人はインスリン感受性が回復していました。つまり、糖尿病の予防・治療に、便移植が有効であることが示唆されたのです。

しかし、その後メタボ患者に次々と便移植が行われているかというと、そうではありません。メタボで悩む人は日本にも多いですが、「便移植をやるか？」と聞かれれば、現時点では困惑してしまう人がほとんどではないかと思います。「そこまでするぐらいなら、生活改善をがんばるよ」という声が聞こえてきます。

とはいえ、世界では小規模ではあるものの、糖尿病をターゲットにした便移植が今も行われているようです。いずれまた、私たちを驚かせるようなニュースが、発表されるかもしれません。

さて、もうひとつ実用に近づいているのが、腸の病気である「潰瘍性大腸炎」と「クローン病」です。

どちらも腸に炎症が起きる病気で、このふたつをまとめて「炎症性腸疾患」と呼びます。ひどい下痢と腹痛、発熱や体重減少を引き起こし、重症化した場合には、腸を切除するしかない状態に陥る深刻な病気です。原因はわかっておらず、治療法は症状を抑えることが中心。根治の方法が見つからない難病とされています。

炎症性腸疾患の患者は世界で増え続けており、日本でも１９８０年代には1万人前後だった潰瘍性大腸炎の患者数が、２０１３年には16万人を突破しました。そうしたなか、炎症性腸疾患に対して便移植を行う臨床試験が、欧米で盛んに行われはじめています。

結果はまだ混沌としていて、「改善した」という報告もあれば、「効果がなかった」という報告もあり、医師たちの間でも意見は分かれています。

日本でいち早くこの治療法の研究をはじめた慶應義塾大学教授の金井隆典さんは、これら海外で報告された研究を詳しく分析したうえで、便移植の効果には期待が持てると考えています。金井さんによると、効果があった患者は腸内フローラが便の提供者に近い状態になっているのに対して、効果がなかった患者はそうなっていない、つまり、腸内フローラを変えることに失敗している傾向があるといいます。便移植によって、きちんと腸内フローラを移殖（交換）することができれば、病気を改善できる可能性があるのです。

金井さんは、２０１４年から日本での臨床試験を始めました。まだごく限られた症例に対する試験であり、結果が出てくるのは数年先になるかもしれませんが、急増する難病に対する治療として大きな期待がかかっています。

このように、便微生物移植を治療法として確立するべく、多くの研究者が真剣に取り組んでいます。他に治療の方法がない難病に苦しむ患者さんたちのため、この治療法が福音になることを願います。

▼「便移植を自分でやろう」は危険！

次の話題に移る前に、ここでひとつ注意です。

インターネットで海外のサイトを見ると、「便移植を自分でやろう」などとして、方法を説明するサイトがあります。今の段階で「自分でやる」という選択肢は、まったくお薦めできません。

便微生物移植には危険が伴います。便を介して病原菌やウイルスに感染してしまう可能性がありますし、大量の液体を腸に注入することでショック状態になることも考えられます。要するに、何が起きるかわからず、危険な行為です。

現在、便移植を行う医師たちは細心の注意を払って、便の提供者が感染症にかかっていないかを十分チェックしたうえで、施術の間に不測の事態が起きても対処できる万全の医療態制を整えて行っています。決して、素人考えで便移植を行ってはいけません。

もうひとつ、余談を。NHKスペシャル「腸内フローラ」の放送が終わってから、非常に大きな反響がありましたが、そのなかにひとつの質問がありました。それは、「番組で〝腸〟といっていたけれど、大腸の話なのか、小腸の話なのか?」というものでした。

じつは、取材を始めた当初、私たちも「小腸なのか、大腸なのか?」ということにこだわっていた時期がありましたが、最終的に番組ではどちらかを明言していません。

なぜかというと、研究のほとんどが小腸と大腸、両方を対象にしていたからです。現在、人間の腸内フローラを調べるほぼ唯一の方法は、大便を分析することです。ところが大便には、小腸から大腸まで、腸全体に住む細菌がまぜこぜになっているため、分けて研究することは非常に難しいのです。

しかし、どちらかと言えば「大腸」のほうに研究の主眼がおかれているとは言えると思います。前の項目を読んでいただいてわかるとおり、便微生物移植が行われるのは大腸です。もともと小腸と大腸を比較すると、大腸のほうが圧倒的に腸内細菌の数が多いこともわかっています。ただし、栄養の吸収に大きな役割を果たす小腸に住む細菌を、数が少ないからといって軽視することもできません。

結局、いまの段階では、大腸と小腸を分けて考えることにあまり意味がないのです。そのような理由で、番組ではたんに「腸」という表現にとどめさせていただきました。大腸と小腸を区別して語るには、もっと研究を進める必要があります。

▼短鎖脂肪酸を作る〝細菌のドリームチーム〟を発見！

さて、これからの腸内細菌研究はどこへ向かっていくのでしょうか？　取材者として感じたことを短く表現するならば、〝脱うんち〟ではないかと考えています。

便微生物移植が行われている「偽膜性大腸炎」に関して、現代医学は人間の便を超える治療薬を見つけられていません。まずは〝うんち〟のパワーを最大限に利用できるよう、研究を進め、実用に活かしていくことが必要で、まだまだこれからやるべきことがたくさんあります。しかし、最終的には〝うんち〟に頼らない方法を見つけられることが理想です。

現状では、「多様性」というおおざっぱな指標でしか言えていないことを、「どんな菌が、何をすることで、何が起きるのか」と、つき詰めていかなければなりません。第1章でご紹介したのは、すでにそれがわかりはじめている例でした。

しかし、決して、善玉菌・悪玉菌というような単純な分類に戻るとは思えません。むしろ、もっと複雑で興味深い腸内細菌ワールドを解き明かしていく作業なのです。


番組放送から4日後、世界的科学雑誌「ネイチャー」が、腸内細菌研究の技術革新を伝える特集増刊を発行しました。このなかには、番組に出演した研究者や、取材に協力してくれた研究者が数多く登場しており、あまりのタイミングのよさに驚かされました。

さて、その特集のなかで非常に大きくとりあげられた日本の研究があります。慶應義塾大学教授の本田賢也さんによる、腸内細菌と「Tレグ」に関する興味深い研究です。

Tレグは、免疫の暴走を抑え、アレルギーや免疫疾患を抑える特別な白血球です。腸内細菌が出す「酪酸」によって、Tレグが増えることはすでに90ページで述べました。

本田さんは、健康な人の便から見つけたさまざまな菌を無菌マウスの腸に入れることにより、「どんな菌がいるとTレグが増えやすいか?」を探りました。

すると、クロストリジウムの仲間の菌17株の組み合わせが、最も強力にTレグを増やすことを発見します。一つひとつの菌だけでは、あまり効果がありません。17株が集まって初めて、大きなパワーを発揮するのです。いわば、Tレグを増やす「腸内細菌のドリームチーム」といったところでしょうか。

この17株の菌を免疫疾患のひとつである大腸炎のマウスに投与すると、症状が緩和しました。また、人間の潰瘍性大腸炎患者の腸内フローラでは、この17株の菌が少ない傾向が見られたと言います。

なぜ、17株の菌のチームが必要なのか？　その詳細はまだ解明の途中です。もちろん「酪酸」を作っていることはわかっています。しかし、それだけでは説明が難しいと言います。「酪酸」を作るだけならば、他の腸内細菌にもできます。ドリームチームの〝強さの秘密〟には、別の要素がある可能性が高いのです。

この話は、腸内細菌研究の現状を改めて教えてくれます。まず、私たちの科学にはまだまだ手に負えない部分がある、ということ。17株の仕事の全貌がわからないのと同様、他の病気に関しても、細菌たちの複雑な仕事には、理解できていない部分がたくさんあります。

しかし同時に、かなり絞り込めてきている、ということも言えます。本田さんの研究は当初、マウスでTレグを増やす46株の菌の発見から始まり、次第に絞り込んで人間の腸内細菌17株に至りました。細菌たちの仕事についても、「酪酸を作る」という重要な要素が明らかにされました。こうして、複雑怪奇な腸内フローラの世界に、現代科学はどんどん切り込んでいます。

「酪酸」は本書でたびたび登場した短鎖脂肪酸の一種です。第1章で、短鎖脂肪酸だけが特別な万能薬ではなく、研究のとっかかりなのだろうと書きました。**「短鎖脂肪酸」は、広大なジャングルの中に切り拓かれた一筋の道のようなものです。いまはすべての発見がその道の周辺で起きていますが、ここを入り口として、これから先にさらなる発見の道筋が広がって行くことでしょう。**

▼腸内細菌研究の未来は日本が牽引する

最後に、腸内細菌研究の未来に欠かせない、大切な要素があることをお話ししたいと思います。それは、「日本の復活」です。

じつは、世界の腸内細菌研究の潮流に、日本が乗り遅れているのではないかと危惧する声があります。日本でも腸内細菌に関する先進的な研究はたくさんありますが、欧米のように国家プロジェクトが立ち上がっていないため、一人ひとりの研究者の地道な努力によって進められているからです。

もともと腸内細菌の研究は、日本が世界を大きくリードしていました。細菌の培養は、職人技ともいわれる繊細な作業です。また、目に見えない小さな生き物を、根気よく育てていく忍耐力も必要とされます。こうした分野は、日本人が得意とするところであり、世界に名だたる研究者を輩出してきました。

しかし、時代は変わり、最新鋭の機械さえ揃えてしまえば、一気に解析が進められる時代が来ました。いま日本は、欧米の資金力を背景とした研究に押され気味なのです。

しかし、巻き返しのチャンスは十分にあります。最新鋭の機械を用いた遺伝子解析は、ただ単に数を調べればいいわけではなく、データに含まれているエラーを排除することがとても重要です。日本ではそうした点に配慮した丁寧な研究が進められています。そして、遺伝子解析によって得られた腸内フローラの膨大な基盤情報を活用し、腸内細菌のパワーを具体的な治療に結びつけていくためには、さらに、個々の菌を単離培養し、特定していくことが大切になってくると考えられています。例えるなら、遺伝子解析が見つける「金鉱脈」から、単離培養で「金」を採掘してくる、といったイメージです。このふたつは腸内細菌研究の両輪であり、密接に連携して進めていく必要があります。

最新の遺伝子解析技術と、伝統的な培養の技が連携できるのは日本の強みです。きっと、巨大な〝菌鉱脈〟から、重要な〝菌〟を数多く見つけられるに違いありません。

いま、日本のあちらこちらの研究室で、高速で遺伝子解析を行う次世代シークエンサーが導入され、腸内フローラの分析が進められています。また、酸素が入らない嫌気培養装置も普及し、細菌学の専門家はもちろん、さまざまな分野の研究者たちが参加して腸内細菌の培養を行いはじめています。こうした研究のなかから、世界をあっと驚かせるような発見が次々と登場してくることを、期待せずにはいられません。

第4章のまとめ

「腸内フローラ」は、人類の新たな挑戦だ！

ＮＨＫスペシャル「腸内フローラ」の放送を終えたあと、多くの人から番組の感想をいただきました。

ほとんどは好意的なものでしたが、いくつかの批判もいただきました。そのなかでも、数人に指摘されたのは、「あまりにも楽観的すぎないか？」というものでした。

腸内細菌の研究は、本当にバラ色の未来をもたらすのか？　危険性はないのか？　たしかにその指摘は的を射ています。新しい分野は、その成果が大きければ大きいほど、負の側面に気を配らなければなりません。

しかし、それでもなお、私たちは腸内細菌の研究に明るい未来を感じました。研究者の多くは、安全性に十分気を配りながら、慎重に研究を進めています。今、ありとあらゆる分野で新発見が続いているため、その事実を並べるだけで、あたかも何もかもが腸内細菌で解決するような印象を与えてしまいますが、科学者たち自身は、そんなに簡単な話ではないことをちゃんとわかったうえで、一歩ずつ研究を進めているのです。

この先、どれほどの成果が待ち受けているのかは、まだわかりません。期待したけれどダメだった、というものも出てくるでしょう。しかし、現代の医学で原因不明と思われていることのうち、かなりのものが腸内細菌と関係している可能性があります。久々に見つかった、一大フロンティアであることは間違いありません。

番組の放送後、視聴者から寄せられたご意見・ご感想のなかに、取材班にとって特別にうれしいものがありました。そこには、「未来に希望が持てる、明るくさわやかな番組でした」と書かれていました。

私たちは科学に関する番組を作っていますが、近年、科学の世界には何とも言えない閉塞感が漂っているように思います。科学が発展してどんどん高度になるにつれ、一般の人にもわかりやすい「大発見」や、どこまで広がっているかわからない「フロンティア」は少なくなってきました。その代わりに、科学が生み出した「悲劇」や「失敗」は増えていくばかりです。

そんななか、腸内フローラは、明るい未来を感じさせてくれる話題でした。皆さんに、その魅力を少しでも伝えたいと考えて番組を制作し、本書を執筆しました。

この先、より多くの研究者が興味を持ち、腸内フローラの解明に取り組めば、もっと面白いことがわかってくるはずです。

腸内フローラを理解しようとする彼らの挑戦を、これからも追いかけていきたいと思います。

あとがき

「腸内フローラ」という未知なる領域の解明に挑戦する研究者の方々の情熱。その〝熱い思い〟に感化され、NHKスペシャル「腸内フローラ　解明！　驚異の細菌パワー」の企画は実現しました。

私たち取材班が、最初にこの企画について考えたのは2013年秋のことでした。「肌のシワ・肥満などの身近な話から、がん・糖尿病・うつ病まで、腸内細菌のパワーを活かす研究が進んでいる……らしい」という情報が、きっかけでした。聞けば聞くほどその内容はあまりにも面白くて、「これって本当なの？」と疑いたくなるような話がてんこ盛りでした。

私たちは、そうした疑問を持つたびに何度も立ち止まり、取材を重ねました。困難だったのは、研究のスピードがあまりにも速く、専門分野も多岐にわたるため、全体像を把握している人が世界中どこにもいなかったことです。取材を担当し、本書を執筆したディレクターたちは、自ら論文の広がりを確認し、世界中の専門家への聞き取りを丹念に進めました。

その結果、「腸内フローラ」は題材が確かであることはもちろん、人体の仕組みや、人類の進化を考えるうえでも極めて重要なテーマであることがわかってきました。同時に、今はその入り口に立ったばかりで、研究の評価が定まるのはまだまだ先であることもわかりました。

私自身が「今、このテーマを番組にするべきだ」と心底思えたのは、「なによりも、研究者たち自身が興奮しているのです」という、ディレクターの取材実感を聞いたときでした。

ネタ選びで重要なことは、研究の現場が〝躍動〟しているかどうかを見極めることです。今まさに、人体の精巧な仕組みを科学の力で解明しようと挑む人たちがいる。その研究を、人々の幸せのために活かしたいと願う人たちがいる――。本質と向き合い、高い壁を越えていこうとする〝科学の醍醐味〟を伝えることは、私たちの大切な役割のひとつだと考えているからです。


大げさに言えば、本書は、「腸内フローラについてわかっていることを全部知りたい」という方にも満足いただける内容を目指しました。じつは、この「全部」というのが、なかなかテレビでは難しいことなのです。

私たちが、テレビの台本、つまりアナウンサーが読む文章を書くとき、おおむね1秒につき5

文字という制約があります。49分間の番組では、５文字×60秒×49分＝１４７００字（４００字詰め原稿用紙で37枚）しか情報を盛り込むことができません。充分多いじゃないかとお思いになるかもしれませんが、たとえば、本書は１冊で原稿用紙およそ３６５枚分です。言葉の量だけで比べれば、テレビでお伝えできたのは、本書の10分の１ほどの情報量にすぎないということになります。テレビは映像の力を借りながら、決められた時間でわかりやすく伝える特殊なメディアなのだとつくづく思います。

番組制作の過程では、ディレクターが「この話を入れたい」「あの仕組みはもっと説明したい」と思いながら、泣く泣く情報をそぎ落としていく作業に多くの時間を費やしました。

本書は、番組ではお伝えしきれなかった情報も加えて、取材時のエピソードも交えながら、わかりやすくお伝えする内容になっています。情報がどのような証拠によるものなのか。また、この先どんな課題があるのかについても丁寧に述べることを心がけました。

いったいこれから「腸内フローラ」の研究が、どんな新しい世界を見せてくれるのでしょうか。研究が実を結び、ひとりでも多くの人の健康のために役立つ日が来ることを願わずにはいられません。

最後になりましたが、お忙しいなか、取材にご協力いただいた研究者の皆様に、この場を借りて御礼申し上げたいと思います。

取材にあたったディレクターと制作スタッフに敬意を表しつつ、この番組に注目し、出版を実現していただいた「主婦と生活社」の皆様に感謝を申し上げます。

ＮＨＫ　大型企画開発センター
チーフ・プロデューサー　浅井健博

執筆者プロフィール

丸山優二（まるやま・ゆうじ）　1章・3章・4章

2003年にNHK入局。大型企画開発センター ディレクター。

主な担当番組に、「NHKスペシャル“災害ヘリ”映像は語る」、「コズミックフロント　超新星を見つけ出せ!」、「ためしてガッテン」など。

古川千尋（ふるかわ・ちひろ）　2章

2010年にNHKエデュケーショナル入社。科学健康部ディレクター。

主な担当番組に、「クローズアップ現代　糖尿病を手術で治す」、「クローズアップ現代　南極大陸が融ける?」、「きょうの健康」など。

番組制作スタッフ

NHKスペシャル
「腸内フローラ　解明！驚異の細菌パワー」
（2015年2月22日放送）

語り	久保田祐佳
撮影	今井輝
技術	佐藤浩二
照明	椎名寛之
音声	佐々木健護
技術映像	小林秀二
映像デザイン	山本亨二
CG映像制作	山崎裕子
VFX	本木孝枝
音響効果	最上淳
リサーチャー	上出麻由
コーディネーター	福原顕志
編集	森本光則
取材	阿久津哲雄
ディレクター	丸山優二、古川千尋
制作統括	浅井健博

やせる! 若返る! 病気を防ぐ!

腸内フローラ10の真実

著者　NHKスペシャル取材班

編集人　新井 晋

発行人　倉次辰男

発行所　株式会社 主婦と生活社

〒104-8357　東京都中央区京橋3-5-7

TEL 03-3563-5058(編集部)

03-3563-5121(販売部)

03-3563-5125(生産部)

印刷所　大日本印刷株式会社

製本所　大日本印刷株式会社

ISBN978-4-391-14656-1

落丁・乱丁・その他不良本はお取り替えいたします。
お買い求めの書店か小社生産部までお申し出ください。

画像提供　ヤクルト本社 中央研究所

造本・装幀　岡 孝治＋椋本完二郎

DTP　フレックスアート

イラスト図作成　伊藤智代美

校正　鷗来堂

編集　今井佑